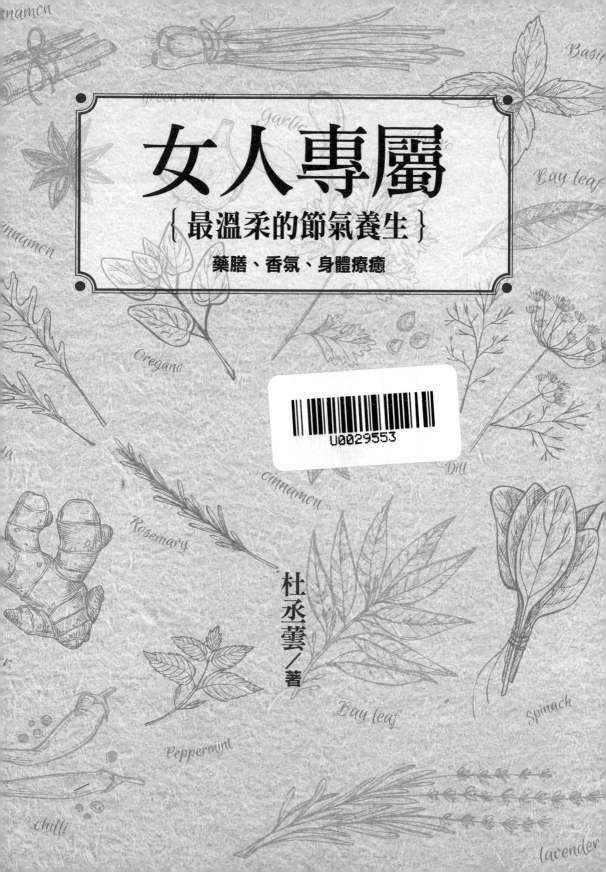

女人專屬

{ 最溫柔的節氣養生 }

藥膳、香氛、身體療癒

杜丞蕓／著

女人是一個家的天，把自己身體照顧好了，才有更多的
愛照顧家人，這是一本出自一位婦產科和兒科專科中醫
師送給女人的保健寶典，每個家庭必備的工具書，讓妳
更美、家人更健康的保養小貼士。❤

———林嘉綺

知名模特兒

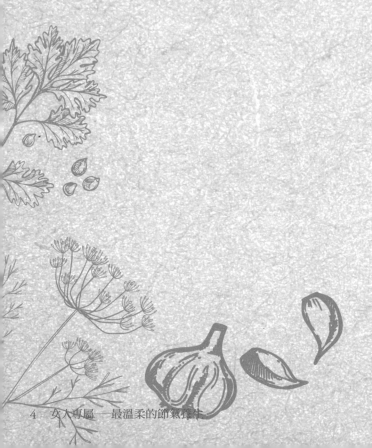

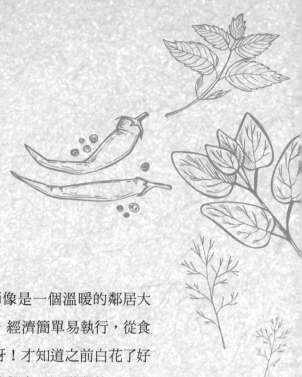

嘻嘻～撿到寶了！ 杜丞蕓醫師像是一個溫暖的鄰居大
姐姐，告訴我該按著時節養生，經濟簡單易執行，從食
療、藥療到香氛一應俱全（唉呀！才知道之前白花了好
多錢），並且了解身為女人的我們在不同階段的不同需
求。看完它決定把它放在書架上最顯眼的位置隨時方便
閱讀，因為它可是一本發光美人的武功祕笈呢！

——— 蔡淑臻
知名模特兒／演員

享受養生，守候妳的健康

我在急診室當醫師的日子二十餘年，只能被動地迎來送往，感嘆生命的無奈。十幾年前我決定主動出擊，下鄉常駐台灣的社區醫療，就是希望看到我所熱愛的人們，能從小到老，在社區醫師的照顧之下，活得健健康康。

現在人們對於健康的觀念已和以前有很大的不同，我們希望活得久的同時，陪伴我們一輩子的軀體，能運轉的順暢無病。於是如何照顧身體的健康資訊，不斷地在媒體、網路上持續更新，我們掌握了非常多的醫療新知和健康保養之道。

我台大的學妹，也是我的親人杜丞蕓醫師，是在美國學習並實踐東方醫學。也因此，她用更寬闊的觀點來認識我們所謂的古老醫學和草藥，也確信了養生醫學更勝於事後的治療。從兒科、婦科，到老年醫學，若有積極的生活態度和適度的保養，健康不再是難事，養生反而是享受。

女性朋友在身體的保養上，更多了許多男人永遠不懂的複雜感覺和辛酸之處。從月經、青春期發育、生兒育女，一直到更年期，比起男人，得

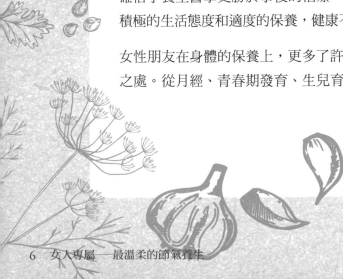

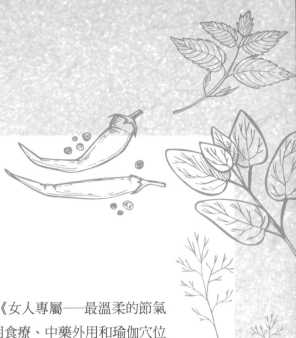

要面對更多身體的奧祕。丞蕓這次的新書《女人專屬——最溫柔的節氣養生》，將中醫最擅長的預防養生醫學，用食療、中藥外用和瑜伽穴位保健的方式，來幫助女性朋友渡過人生中身體變化上的每一個關卡。可以將女性的煩惱和苦楚講得如此到位，故事又打動人心，讀來常常點頭稱是又戚戚焉地會心微笑，證明杜醫師為新時代的醫生角色，做了絕佳的示範。一位願意耐心傾聽、擅於與病友做解釋的醫師，能將複雜又艱澀的醫學專有名詞，用中醫西醫的雙重觀點講解清楚，再加上能回饋予溫暖有利的醫療保養建議，才是我們這個社會所需要的好醫師。

學醫從來不是輕鬆的事，除了對於各種醫學新知要不斷地精進，更重要的是，對於社會的責任感不能冷卻。我看到杜醫師對病人、身邊親友的那份溫暖和關懷，知道那是出於真心，假不來的。相信這本《女人專屬——最溫柔的節氣養生》絕對可以溫暖人心，讓女性朋友們覺得杜醫師就像是冬日的陽光，面帶笑容地守候著妳的健康。

趙凱

台中石岡診所院長
新竹國泰醫院急診部醫師
前慈濟醫院急診部主任
台大外科專科醫師／急診專科醫師

讓我們一起健康一起美

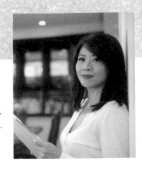

我出生的年代還有印著國父的紅色十元鈔票。小時候看醫生，總覺得背景音樂是「威～武～」，戴著眼鏡的老中醫，絕對不跟狗說笑話，也不輕易開口問我些什麼，就這樣，不出五分鐘藥單就開好了。看中醫的好處是不用屁股挨針，卻要父母苦苦相逼，灌那苦口良藥。但對於小小心靈來說，比穿著泛黃白大褂每次必打針的西醫伯伯好太多了。

誰也想不到三十年後的今天，中醫已經變成身體保養、健康養生、預防醫學的顯學。打開電視，有中醫名嘴、養生權威、美女中醫，書店裡則充滿了自然醫學之父，以及養生教母的大作。出生在台灣的我，見證了八〇、九〇、新世紀人們對於身體的觀念轉變：八〇年代，能長壽已經很美好，當時的生日賀詞是「福如東海，壽比南山」。九〇年代，要有健康才能花到自己掙來的財富，生日卡片寫的是「身體健康、永保年輕」。二十一世紀，從裡而外的健康美麗、無病無痛的死去，變成我們的理想，在慶祝生日時不再吃生日蛋糕，或許給自己一個三日或七日短休，遠離工作和家庭，參加一個別具意義的素食閉關或禁食營。

真的就在千禧年開始，研究所畢業的我遇見了中醫，以及命理、靈修、新時代、台灣民俗療法、自然醫學、阿育吠陀和瑜伽。發現人們在意健

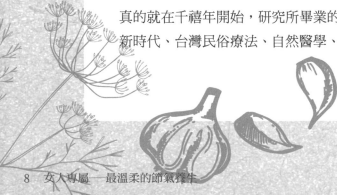

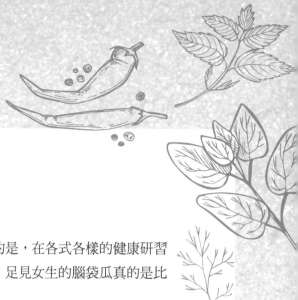

康美麗的同時，也開始關注身心靈。奇妙的是，在各式各樣的健康研習營、養生課程聚會裡，放眼望去女性居多，足見女生的腦袋瓜真的是比較細膩，想得很多！

女人的思考模式是 Multi-task 多重任務取向的這一點，早已被大腦神經科學家印證了。所以我們女生既要想著家裡的收入，也要想著家人的健康；思考著靈性要有成長的同時，也想著如何看起來更年輕；對於與人相處的智慧有所領悟，也明目張膽地要讓自己的身材更辣一些。這一切的一切，真的對於一個女人來說，並不衝突！

我很開心，當我考上美國執照，成為一名在西方國家正式掛牌執業的中醫師時，時代已經不同了。當看診的大叔大嬸說：「杜醫生，妳好年輕啊！妳幾歲啊？」時，自我感覺良好的我覺得這已經是一種讚嘆，證明我身體力行，很會保養啊！中醫不再只是治絕症的草藥醫生，而是貫穿古今、流行中西，遍地開花結果的養生醫學了。我們談抗老化的進補藥膳，天然的美容面膜祕方，我們不再仰賴人工合成的維他命，和充滿香精的化妝品。許多西醫不治或難治的亞健康狀態，例如慢性疲勞、壓力緊張、月經不調、肥胖、更年期、慢性病等，中醫也有許多保養和調理的好法子，除了中藥湯方、飲食療法、生活建議，以及針灸、推拿、拔罐、刮痧，還有運動治療。

運動治療是中醫裡最棒的菁華了！印度的阿育吠陀古老醫學也提到，在用藥之前，先以瑜伽和體位靜坐來作治療，效果更勝於吃藥。古老醫學裡「能量」和「氣」的原理，是西方醫學所欠缺的，從穴位、經絡這些具體的出入口和道路，發展出針灸、按摩、拉筋、體操、瑜伽等，經過邏輯化的講解之後，沒有陰陽五行概念的西方人，都覺得有著不可思議的熟悉感，一做就上手！

作為一個女生，以及一位戀人，或者一妻子，或者一媽媽，我們真的很關心自己和家人，甚至閨蜜和朋友的健康。所以我們像海綿般拚命吸取日新月異的健康新知，急於分享網路上媒體播放的養生資訊。就好像我在學習了中醫，當了美國中醫師之後，見了無數的東、西方人、黑紅黃白種人、或是老中青不同世代，發現在美國這個年輕的融合社會裡，人們對於自然醫學的接受度更高，更加熱情地擁抱養生保健和現代中醫！這也讓我的熱情始終不墜，瞭解中醫獨缺少翻譯者和創作者，來轉達它所蘊含的寶藏，而我恰恰可以來講些現代人聽得懂的話，來將這些古老卻經得起考驗的健康觀念，化作美麗、可行的養生計畫：

除非爸媽生的好，沒有人能一輩子躺在那裡就保有健康與美麗。

**二十歲以前，妳要為上半身負責，把腦裝滿，把胸養好，把個子長高。
二十歲以後，妳要為下半身負責，把胸腔以下的肝脾胃腎養好，把腰養有力，把腿養持久。**

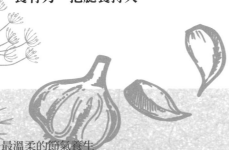

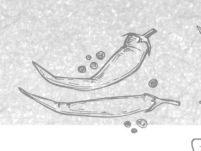

三十歲以前，爸媽已為妳的長相和體質負責。
三十歲以後，妳要為自己的健康和氣質負責。
四十歲以後？沒什麼想頭，我們就挑戰逆生長唄！！

真心感謝讀書共和國集團，小貓流文化的總編輯小貓瞿欣怡，以及責任編輯小鹿，在這一年來書寫的日子裡，給了姐許多勇氣去搞笑創新，和讓姐無後顧之憂地跟緊進度，雖然姐忙碌到脖紋多了深深的一道，老花近視眼鏡兩副都要不夠用，但還是開開心心地完成了。攝影的王永泰真是功力高又好脾氣，我們餓了他三天都不抱怨，拍出來的中藥和食療看起來都好漂亮、好吃得不得了，姐要給他一百個讚！Javick 工作室的美術設計像位仙女般，微笑地說懂我們，然後畫龍點睛給出非常有氣質且大器的風格。插畫吳馥伶收到「禁止畫十八銅人、要走唯美風畫出穴位」的指令，便用心的想盡辦法兼顧畫面與姿勢。姐家裡養了一個老頭劉裕也是好棒棒，當我在工作桌上蓬頭垢面地喊著：「不要吵我！我有很多事要做！」他給予無上限的包容把電視關小聲了。美國的好同事 Colorful Girl Jessica 和小妞 Kathryn，被姐操得速度感快轉好幾倍，也真是辛苦她們了。姐有好多好多還沒寫書就願意買十本的朋友、臉友和微友，真心謝謝你們對姐的肯定！謝謝方念華老師、淑臻、嘉綺、凱哥、主婦聯盟基金會董事王南琦等老朋友新朋友的推薦，小貓啊～姐真是太辛苦妳了（抱緊），姐要趕快把妳養好餵瘦，讓妳快快樂樂地繼續做妳的春秋大業，開心地感動人群喔！

　　　　　～寫給我的女朋友們，致我們永不識趣的青春

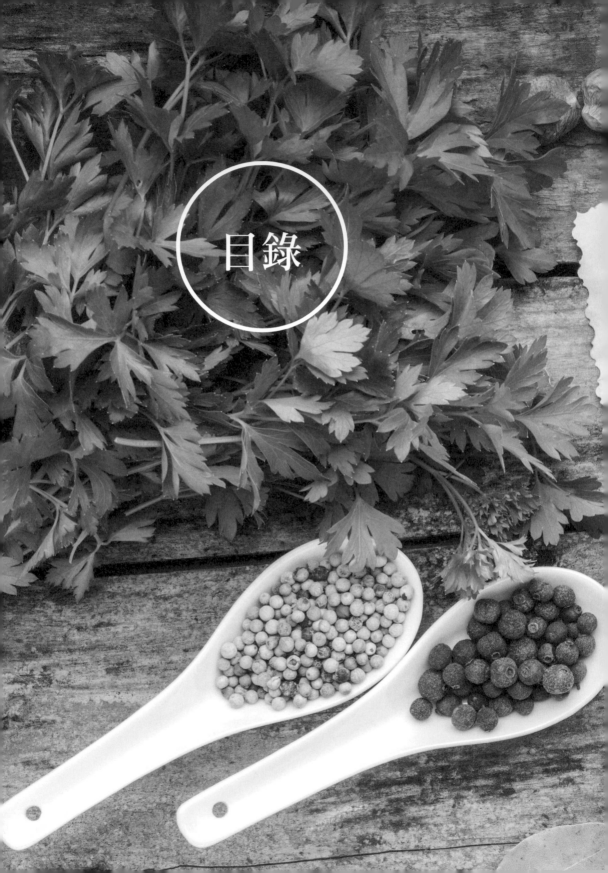

目錄

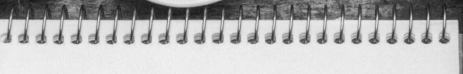

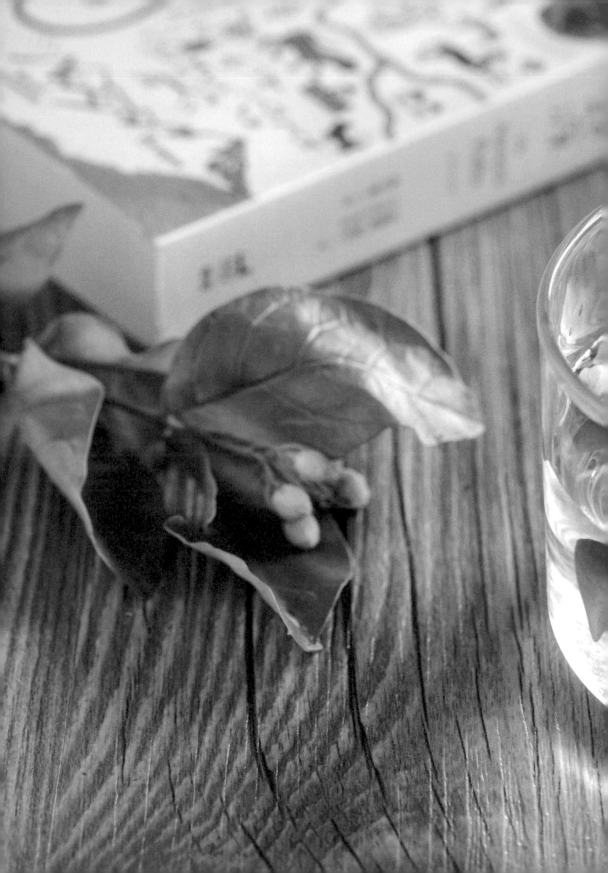

春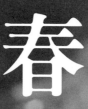

春日起，萬物生發，

埋在土裡的植物用力掙脫土壤，急著跟世界打招呼。

妳卻犯春睏，又遇上春雨，身體沈重悶濕。

春日宜養肝，睡飽補對才有元氣，

至於惱人的連綿春雨，正是讓人變水水的祕訣，

只要善用藥膳、花草排濕氣，就能水嫩卻不水腫。

春睏醒了，濕氣走了，精神抖擻地跟新的一年打招呼吧。

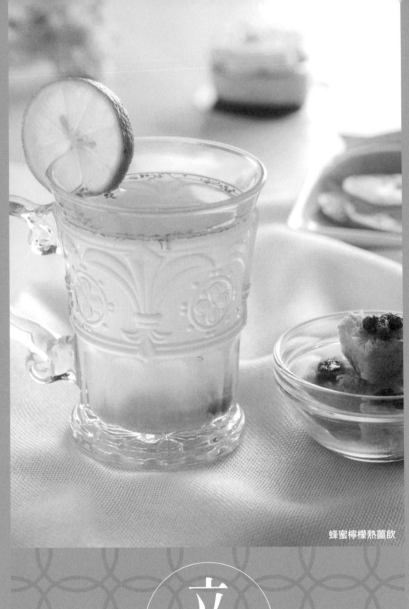

蜂蜜檸檬熱薑飲

立春

02/03-02/05

走陽曆的二十四節氣真的超準，料峭春寒的二月初，「立春」按時報到，預告著新年將至！走在路上已可瞄見光禿禿的樹枝開始冒新芽，為陰冷的天空添一點嫩綠的氣息。

立春冷風吹　感冒咻咻來

地鐵站裡的人們卻大衣圍巾包緊緊，口罩手帕不離身。身旁感冒的朋友沒少過，自己也總覺得鼻子癢癢的。年關將至，辦公室的空調管道裡傳來一聲聲的咳嗽打噴嚏，真的很令人提不起勁。這幾日診所的感冒患者也不少，每一個都用鼻音哀求：「醫生，拜託妳，好不容易要過年了，不要讓我放假還在生病！」「醫生，不是說感冒補充維生素 C ？我已經天天喝檸檬水了，還是好難受。怎麼樣才能讓自己不生病地迎接年假呢？」

有小孩的媽媽更煩心了。Lisa 的小女兒 Olivia 剛上小學，一開學就感冒大放送！小孩成群結隊地生病，病菌免費帶回家，連哥哥爸爸都遭殃。媽媽學到教訓，天一冷，就把 Olivia 裹得緊緊的，千叮嚀萬交代就怕又染上感冒，可是小孩身體裡有一把火，一下課就衝出去玩，外套帽子邊跑邊扔，到最後只穿著單薄衣服在風裡跑，這下別人還沒傳染呢，自己就先感冒了。

別以為只有孩子容易感冒，虛弱怕冷的大人也很麻煩。「有一種冷，叫做辦公室裡只有妳覺得冷。」怕冷的人到公司會變得很「不合群」，同事們舒舒服服開著空調，容易感冒的人卻要去關空調，開開關關就算不吵架，難免會互翻幾個白眼。

流感好發的季節，容易感冒的人總會不斷吶喊：「為何別人好好的，我卻一直生病？難道是別人的體質好身體？我也想要變強壯啊！」

內底調整好　細菌去去走

就中醫觀點而言，「感冒」是新字眼，古老的說法稱「傷風」、「受寒」。不管是西醫的流感病毒或是支氣管發炎，在中醫都屬傷於外在的風寒所引起，屬外邪。

身體容易發冷鼻子緊，就是快要感冒的前兆，感冒可以提早預防，只要「趨外邪」+「調體質」，感冒就不會一直來找麻煩了。

趨外邪很簡單，只要做個香囊掛在身邊，就可以形成金鐘罩了。「中藥芳香囊」不僅香氣十足，也是中醫師常用來開給患者煎藥喝的感冒用藥。荊芥穗、藿香、紫蘇葉、辛夷花、艾葉、薄荷等乾燥香草不只長相可愛，還有著芳香避穢、驅邪防菌、祛寒通竅的藥效。濁氣逼近時，揉揉中藥芳香囊，草藥裡的精油揮發可馬上形成保護罩，驅走討厭的細菌！像星際大戰裡的「原力與你同在 May the Force be with You ！」或者像哈利波特的咒語「細菌去去走！」

外邪驅逐後，內底也得調整好，感冒惡魔出現時才能一舉殲滅之。別擔心，調體質不用花大錢，只要學會用薑來暖身體，保證讓感冒惡魔退散。

很多人一感冒就忙著吃藥，退燒的、清鼻涕的、讓喉嚨舒爽的，一把又一把五顏六色的西藥，抓了就吞，那些藥只能減緩不適，卻無法治療感冒。門診裡有太多媽媽跟我分享，感冒的孩子吃西藥跟不吃西藥的復原時間，一模一樣。

我的老師曾說：「世界上最大的藥廠就是人體自己。」這話乍聽奇怪，認真思考就明白其中道理。只要善待身體，感冒時身體自然會合成妳所需要的免疫細胞、消炎白血球，以及降燒的神經系統與體液。所謂的「不藥而癒」不是奇蹟，這「免疫力」是老天爺早就為我們準備好的禮物，就藏在我們的身體裡。

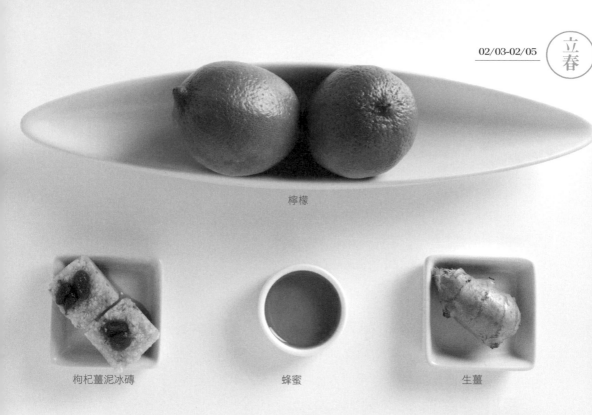

檸檬

枸杞薑泥冰磚　　　　　　蜂蜜　　　　　　　　生薑

蜂蜜檸檬熱薑飲

藥膳

保健薑湯

薑是窮人的人蔘,生薑有非常豐富的活性藥理成份,尤其以皮與肉之間為最,所以千萬不要去皮,只要洗刷乾淨即可入藥。如果薑湯太辣了,小孩子不喜歡,那就先試試「蜂蜜檸檬熱薑飲」吧!

蜂蜜檸檬熱薑飲

約五百克的生薑洗淨帶皮直接用菜刀切段拍碎,一千西西熱水滾開後,約煮四十分鐘即可熄火。等溫度下降後,添加適量檸檬汁,再加入蜂蜜快速攪拌,使之酵素激活。

功夫薑湯

不喜歡甜酸味的，就熬一鍋傳統薑湯吧！約五百克的生薑洗淨帶皮直接用菜刀切段拍碎，一千西西熱水滾開，約煮四十分鐘即可熄火。稍微放溫過濾碎薑後飲用，不需加糖，怕辣的人可加溫水。

懶人薑湯

約五百克的生薑加點水打成薑泥後，便可放在冰塊盒裡製成薑泥冰磚喔！配點枸杞進去還滿美的，需要時取一顆直接沖熱水喝。

養肝茶

上班族除了薑湯外，還可以準備養肝茶，黃耆固衛氣，能防禦外敵；當歸養血，藉以提高血球活動力；甘草是國老級的中藥，號稱協調百病；枸杞抗氧化成分高又好吃，這些常聽常講的中藥，只要三到六克，就可以調動妳的體氣，讓妳眼睛發亮不再昏沈，也讓妳精神氣力指數上升，一條命抵三條命用。

功夫養肝茶

黃耆三十克、當歸十五克、甘草十五克、枸杞十五克。將前三樣中藥剪碎，稍微沖洗過濾雜質，再用棉布袋包起，七百西西熱水滾開，小火熬煮一個小時到一個半小時，最後五分鐘再加入枸杞即可。枸杞不用煮太久，以免失去有效成分。煮好的茶飲放涼，再將湯汁和枸杞一起放入冰塊盒中，冰凍做成一盒漂亮的養肝茶磚。需要時取兩、三顆放入杯中，沖熱水即可使用。

懶人養肝茶

黃耆六克、當歸三克、甘草三克、枸杞三克。將前三樣中藥剪碎，稍微沖洗過濾雜質，再用一次性的棉紙茶袋包好，將茶袋與枸杞一起放入杯中，直接沖熱水當茶飲用。可在週末一次做七到十四袋，分送家人和同事以便聯絡感情。務必記得中藥茶飲不要使用水銀或銅鐵材質的保溫瓶，以免有效成分被破壞。

香氛

中藥芳香囊

把荊芥穗五克、藿香五克、紫蘇葉五克、辛夷花五克、艾葉五克、薄荷五克、細辛三克等乾燥香草，裝填在可愛的小棉袋裡成為「中藥芳香囊」，幫孩子繫

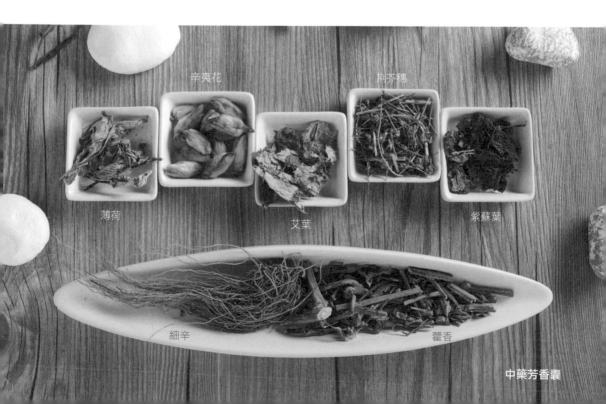

辛夷花　荊芥穗

薄荷　艾葉　紫蘇葉

細辛　藿香

中藥芳香囊

在腰間、綁在背包上，時而用手搓揉一下，植物的揮發性精油可以盡情地釋放，跟著香氣形成一個金鐘罩，將孩子保護好！上班族可以把這些草藥混合後，盛在漂亮的小碟子或開口玻璃罐裡，置於辦公室隨手可及的案頭上，感覺有混亂的濁氣飄來時，隨時嗅一嗅這芳香中藥，馬上為妳的耳鼻喉黏膜形成保護膜。

身體療癒

開會要穴手三里

感冒仍得上班的姐妹們真是辛苦了。沒關係，手三里乃「開會要穴」，也就是可以一邊開會一邊使用的意思啦。手三里是提升抵抗力、加強免疫力的方便穴位，按手三里可以痠，但千萬別搞到瘀青。

按此穴位宜由輕到重，大拇指按住穴道，再令手臂放鬆，大拇指稍微用力深壓一秒，鬆掉一秒，如此重複十到十五次，肯定會很有感。

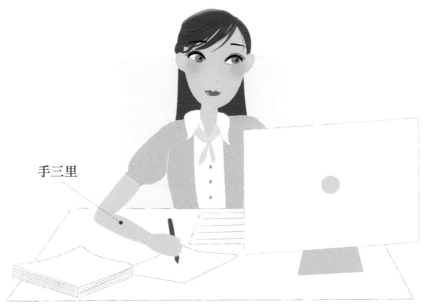

手三里

感冒首選風池穴

風池穴是感冒、受風寒的首選穴位。有感冒前兆，或者鼻過敏時，按風池穴一定會痠脹痛。偏頭痛，頭悶、頭暈時，按此穴則會有脹感。

按摩時用大拇指直接抵緊風池穴，向顱內方向按壓，一次按壓約二、三秒再放手，如此重複三到八次會很有感。有感的部位不只穴位本處，頭頸都會微微發熱，血路通暢，真的好舒服。

痠麻脹痛癢，按摩要有感喔！

儘管市面上有很多穴位按摩教學的中醫實用書，可是妳還是會暗想：「為什麼我怎麼按都沒感覺？」要判斷是否找到穴位很簡單，只要一按下去會「痠麻脹痛癢」，表示妳按對了，痠麻之後就會舒舒服服，好似上天堂。

穴位自我按摩如果無感，就表示妳沒找到穴位所在。人有環肥燕瘦，手腳有長有短，中醫講的「寧失其穴，勿失其針」，就是針灸不可執著於穴點位置而失去該有的針感。同樣的，每個人的穴位點多多少少會有些不同，不一定就是書上所指某一定點或距離脊椎幾公分處，「穴位」沒有標準答案。例如想要按摩風池穴的時候，就在圖示的附近找尋「有感覺的地方」，找到了再按摩。

若是做了針灸，下針後一點都無「痠脹麻痛癢」其中一種感覺，那妳極可能是白挨針了。同樣地，穴位按摩總要追求那麼一點感覺，No pain,no gain（一分耕耘一分收穫）不是嗎？但是也千萬別太執著，為了追求「感覺」，搞到疼痛不堪，甚至瘀青一片，那麼做真的不會更有效。

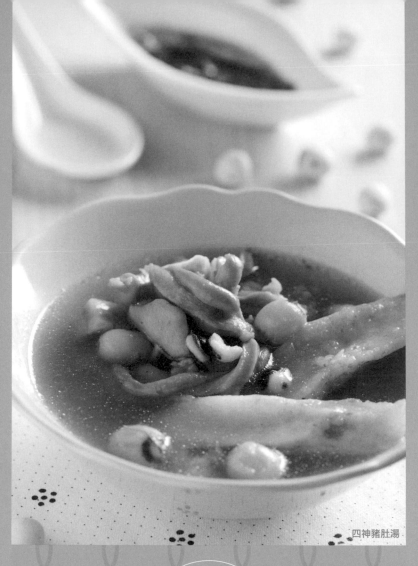

四神豬肚湯

雨水

02/18-02/20

春日播種，期待雨水。從天落下的雨水，是上天給人們最好的祝福。祈雨，在古老社會是重要儀式，得由君王領著大臣們一起祈求，願風調雨順，國泰民安。

雨水嘩啦啦　女人水噹噹

這珍貴的雨水到了現代，可就一點也不受歡迎了。特別是我們這種現代宅女，出門前一看到雨就煩躁不安，好不容易吹好的頭髮，又要塌掉；新買的鞋，穿出門炫耀怕弄髒，不穿又不甘心。

其實雨水除了帶來麻煩，也帶來「濕氣」。濕氣是中立的，並不全然是壞的。恰恰好的濕氣有益健康，環境裡的濕氣可以滋潤皮膚，身體裡的濕氣則可以潤澤臟腑。但重點是「恰恰好」，濕氣少了，皮膚一乾，皺紋馬上來，毛孔瞬間粗大，身體還容易上火，口乾舌燥還便秘；可濕氣過多了，不只讓人無精打采，還會肥胖水腫，身體變得沈重，人也跟著容易疲勞。

台灣潮濕的氣候，常常被嫌棄，但是我在美國住了十幾年，就知道美國的台灣女孩多麼想念台灣的濕氣啊！每次只要搭飛機飛過太平洋回到亞洲，皮膚就自動又嫩又水，不擦保養品都還是ㄅㄨㄞ ㄅㄨㄞ滴。一回到美國，皮膚又繃又乾，就算瘋狂往臉上抹乳液，皺紋跟皮屑還是毫不留情地跑出來，真讓人傷心。

元兇自然是氣候。台灣是島國，濕氣充沛，連樹木花草都泛著水綠色，美麗茂盛。美國是大陸型氣候，以我居住的洛杉磯來說，簡直是沙漠，濕度永遠都百分之十上下，一年降雨的天數十根手指頭就數完了，根本不超過一個星期！哪像台灣春天的梅雨季，簡直泡在水裡，濕度永遠是百分之七十到九十以上，雖然讓人不耐煩，對皮膚卻很好。

除了大環境，個人小環境的濕度控制也很重要。總是被關在開著空調的辦公室

美女們，是不是老覺得皮膚緊繃，還容易乾燥起皮屑，化妝都浮浮的不貼妝，實在氣人！這些都是乾燥對皮膚的傷害。所以，濕氣還是有好處的，而且是大大的好處。

濕氣放水流　貴妃成飛燕

可惜，濕氣雖然讓每個女孩都變「水水」，但體內濕度過高可不是什麼好事。中醫談「風、寒、暑、濕、燥、火」，前三樣風、寒、暑，都是外在因素，不可控制；後三樣濕、燥、火，除了是不可控制的環境因素外，也是人體致病因素。體內有濕氣不一定是病，卻會影響體力、睡眠和減肥效果！

常有人拔罐後問我：「杜醫師，我拔罐的時候，罐子裡都是水氣，是不是我體內濕氣太重？」拔火罐的玻璃瓶或拔空氣罐的塑膠瓶還停留在身上時，有些患者的拔罐器裡一片水氣，甚至還有水滴的，那是因為身體的皮膚毛孔受壓力而擴張，皮內的水份被引出來，是正常的，代表毛孔的開合可以順利排汗。若有人水氣過多，就可能有氣虛的問題。濕氣重，指的是水份容易儲存過多在細胞間造成水腫，皮膚摸起來可能會有凹陷的情形。拔罐器裡的水氣代表皮膚的濕度是沒問題的，但體內有多餘濕氣，用手指按一按手腳各處，皮膚若彈不回來就不妙了。

集濕氣好處與壞處於一身的絕佳例子，就是楊貴妃。據說，她的肌膚吹彈可破，又白又嫩，讓唐玄宗迷戀到失了魂。除此之外，楊貴妃雍容華貴，身材渾圓，福態又富貴。是的！那就是濕氣帶來的好處。濕氣讓她皮膚好，卻也讓她圓滾滾，生在唐朝，遇到唐玄宗，是她好福氣，如果生在現代，就只能被稱為「大號美女」了。

我的好朋友珍珍是現代楊貴妃，她全身的皮膚白白嫩嫩，細緻到一個毛孔都看不到，可惜身形也很圓潤，我們常說她是芙蓉妹，白而富貴，偏偏碰不到唐玄宗，讓她苦惱不已，明明是芙蓉美人，卻羨慕骨感美女。這世界本來就是公平的，不能好處佔盡而沒有缺點啊。

只不過身為中醫師，我也不能只看著珍珍苦惱，總得出手相幫。透過食療保養，還是可以緩解水腫的困擾，雖然不能迅速地又瘦又白又水嫩，至少可以讓身形輕鬆一點，不會動不動就發腫，月經前後的體重一差就是一、兩公斤，那也太辛苦了。把體內的濕氣排除一些，體重就輕了，根本不需要減肥。

藥膳

四神豬肚湯

只要會料理豬肚，即可用薏仁二十克、山藥三十克、芡實二十克、茯苓三十克，再加上蓮子三十克等合拍的乾燥中藥材，燉一鍋單人份的四神豬肚湯。

四神豬肚湯就是最好的去濕健脾食療湯方。燉湯時可提前準備一小瓶米酒，將幾片當歸泡在米酒裡數天，釀成當歸米酒，四神豬肚湯起鍋前，灑上帶有當歸香氣的米酒，再加兩、三滴麻油提點，饑腸轆轆的妳吃上兩、三碗都不怕胖！四神湯裡面的中藥材全都可以吃，喝湯吃料，剛好取代一頓正餐，超級有飽足感，好吃又不委屈。

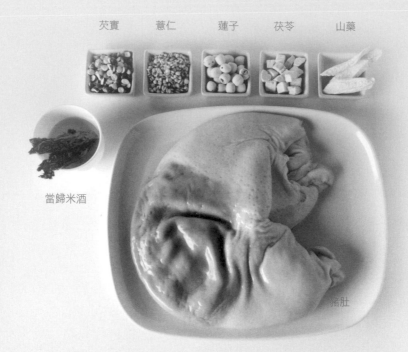

芡實　　薏仁　　蓮子　　茯苓　　山藥

當歸米酒

豬肚

四神豬肚湯

四神水

用同樣劑量的中藥材：薏仁二十克、山藥三十克、芡實二十克、茯苓三十克、蓮子三十克，煮成四神水當茶喝，輕鬆除濕。

穀類、根莖、種子的組合很接地氣，身體裡的地氣就是脾胃，把脾胃顧好了，濕氣自動排除，不再滯留四肢，人也神清氣爽。

藥膳小撇步：當歸米酒

家裡的廚房可以自製一瓶「當歸米酒」，將幾片當歸泡在米酒裡數天，釀成當歸米酒，這可是人氣攤販的必殺食技！

當歸米酒不只四神湯好用，各種補湯加一點也很噴香喔！

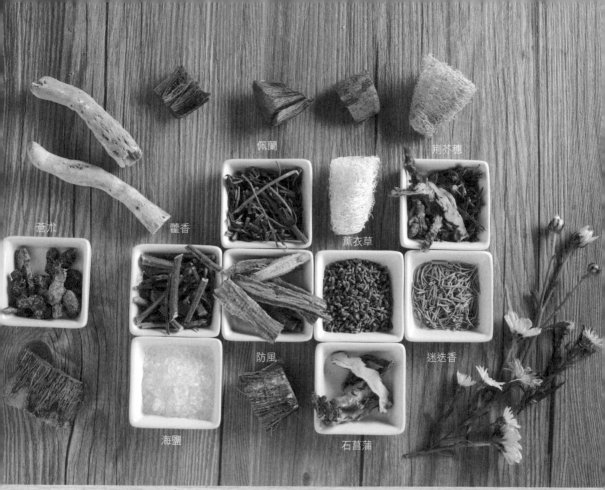

佩蘭　　　　荊芥穗

蒼朮　　　藿香　　　　薰衣草

防風　　　　　　　迷迭香

海鹽　　　　　石菖蒲

放水流去濕藥浴

香氛

放水流去濕藥浴

貴妃出浴人人羨慕，御醫們還幫她養生，能不美嗎？別擔心，現代藥女在下我，也可以為大家配一帖極佳的藥浴香氛。藥舖裡好多香氣十足的藥材，都是很好的去濕外用藥。藿香九克、石菖蒲九克、蒼朮九克、防風九克、佩蘭九克等，就可搭配出妳喜愛的香氣比例，再加上西方草藥迷迭香六克、薰衣草六克，以及一大匙約五十克的海鹽，用未漂白的棉布袋紮起來，即可半身坐浴至心臟以下泡澡，或者膝蓋下方小腿浸入足浴，讓身體爽快地出出汗，排出體內多餘的水分和廢物。美容泡澡排毒，促進新陳代謝，身體排毒了，皮膚也排廢了，人不只美美噠，還香香噠！美麗不輸楊貴妃啦！

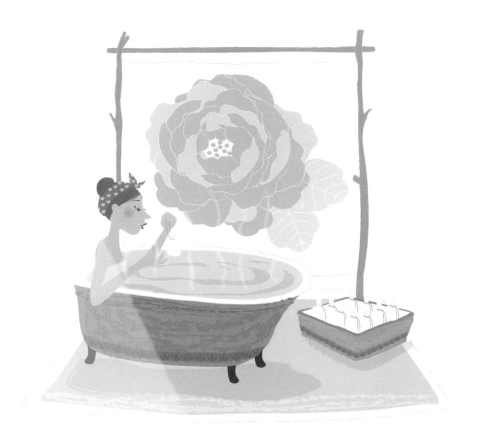

身體療癒

健康泡澡小訣竅

泡澡的溫度

一般來說,最舒適、最放鬆的泡澡溫度略高於個人體溫。所以大約攝氏三十七度到三十九度間的溫水最適合泡澡,切勿超過攝氏四十度。水溫太高,容易造成皮膚上油脂被分解,皮膚會過度乾燥而失去保護層。

泡澡的時間

十到十五分鐘左右的泡澡、泡腳,已可達到預期的效果。請勿浸泡過久或溫度過高,會造成心跳過快,汗出過多,人會虛脫無力。

泡澡的方式

- 全身浸浴法：全身入溫水中浸泡至頭部以下。此方式適於身體緊張，需要放鬆的朋友。

- 半身坐浴法：半身入溫水採坐姿，水深低於心臟高度，如此會讓身體有局部溫差，因此出汗更快。此方式適於減肥、手腳冰冷、血液循環差的朋友。

- 足浴法：僅小腿肚、膝蓋以下入溫水。此方式適於痛症、有月經的朋友，或年長者。足浴時要特別注意水溫，最好在三十七到三十八度之間，因為足部的溫度神經回應較慢，常常慢半拍才覺得燙，所以眼睛要注意盯著小腿皮膚有沒有轉紅，免得燙傷了。

泡澡注意事項

- 不適合泡澡的時間：身體虛弱時、飢餓勞累時、感冒時，請勿泡澡。

- 不適合泡澡的人：身體不好的老人、孕婦和產婦，還不會表達的小小孩；心臟不好、糖尿病患者；皮膚病、皮膚過敏者，請勿泡澡。

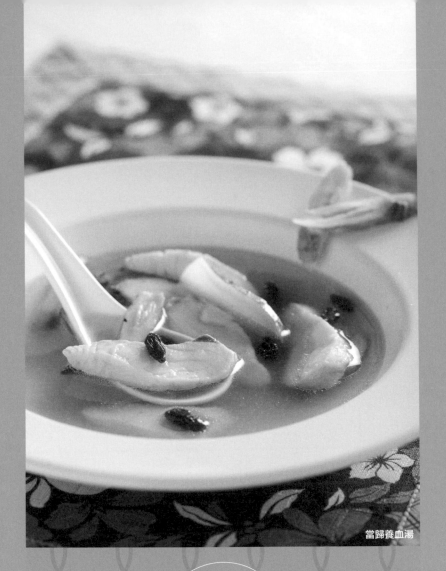

當歸養血湯

驚蟄

03/05-03/07

春雷最準時，驚蟄日砲聲隆隆，不只把草木萬物從冬眠中吵醒，把鳥兒蟲兒喚起，連趕著上班的粉領們也常常被春雷嚇得跳起來，瞌睡蟲都跑光了。

春雷驚　萬物生發食鮮蔬

春雷不只喚醒萬物，還把人體內的陽氣也喚醒了。很多人以為節氣是走陰曆，錯！節氣是根據地球黃道的日照時間推算出來的，是走「陽曆」。三月初，冬天進入尾聲，溫暖的陽光灑在大地上，萬物準備甦醒。春雷更是萬物生長的那一道光，對應於我們的人體小宇宙，風火雷電般地點燃了陽氣，五臟六腑好好開始生發。

中醫的觀點，春天屬肝、夏天屬心、長夏屬脾、秋天屬肺、冬天屬腎。春日來臨，一定要好好養肝。

中國人最重視肝的保養，老中醫常說：「肝氣要疏發調達，才會有好的精氣神。」身為現代藥女的我則要大力強調：「女孩們更要疏肝解鬱，才會有漂亮無暇的皮膚和氣色。」

春日養生，最推薦的就是當季的新鮮食材了，因為大地之母最知道如何照顧我們這些忙碌的小人兒！歷經嚴酷寒冬，終於咚咚冒出頭的綠色蔬菜，最能帶給人們快樂與活力。從香椿葉、豆苗、青江菜、小白菜、綠豆芽、黃豆芽，一路到苜蓿芽等，都是最佳選擇。

新鮮的香草植物如迷迭香、羅勒、九層塔、大薊小薊、香茅、檸檬草等，義大利菜、越南菜、泰國菜裡常用的新鮮小花草們，更是疏肝的上選！我們的肝遇到這些花花草草，非常快樂。

「肝心脾肺腎，青赤黃白黑」，只要按照這個口訣來補，通常不會出錯。五行食補，補肝盡量選擇深綠色食物。

補血氣　勤食當歸養血湯

養肝還有另一層意義，就是補血。男子以氣為主，女子以血為本，男子肝氣順暢，就不會到處炸裂；女子肝養好了，除了不會暴走，更重要的是連血都養好了。因為肝主血，血屬人體中的陰液，女屬陰，本就以血為本，特別是每個月經期總要流掉很多血，更要好好養血，萬不可缺血。

女子血虛，問題叢生，不只會臉色蒼白，甚至暗沉萎黃，女人最在意的面色不勻、曬斑、雀斑、色斑，也都和血虛有直接關係。不只如此，血虛還容易疲倦，頭昏腦空。血虛若加上血瘀，就容易月經痛、月經量少、血塊多。血虛女人想懷孕特別難，去醫院檢查，指數一切正常，排卵規律，卻偏偏很難受孕。

想要用藥膳補血很簡單，藥膳裡有名的湯方「當歸養血湯」，就是補血活血的美肌食療天下第一方！這個湯方裡的當歸補血、黃耆補氣，對不同年齡的女性都很讚，從青春期到更年期，都派得上用場。另外，連「長頭髮」這種頂天的事，這湯方都幫得上忙，中醫講「髮為血之餘」，血補夠了，健康的頭髮也能順順暢暢地長出來啦！這道湯方，不管是配上魚湯、雞湯或者排骨湯，都好吃養血又能變美麗，當然是天下第一方！

順肝氣　公園散步抓抓寶

肝血養好了，肝氣也得調理。很多人抱怨女生愛生氣，老是說：「妳們女生真的很情緒化，那個又來了？」或者說：「妳脾氣這麼暴躁，肝火很旺喔！」聽

了著實令人一把火！但也不無道理，肝氣不舒服，自然會發點小脾氣。不發脾氣，有時真的不是修養好而已，而是肝氣順，自然有話好說囉！

肝氣鬱的人，情緒起伏大，脾氣來得快也去得快，萬一在辦公室不好發脾氣，悶一整天下來肝就要遭殃了。鬱卒的肝，會讓兩肋胸口生悶，呼吸不順，上半身比較會呈現縮肩或聳肩，眉頭容易有三條直線的蹙眉紋。

除了食補，適度的運動與肢體伸展也可以養肝。每個禮拜做三到五次的有氧運動、皮拉提斯、拳擊、舞蹈，不只可以健身，還可以透過心跳加快排汗增加的運動，把上班時忍住的脾氣全部發洩出來，胸口不再鬱悶。

不適合做激烈運動的人，就利用下班時間，繞到小公園慢慢地散步，抓抓寶可夢，千萬不要計較走了多少步、消耗了多少卡，輕鬆晃晃就好。

「當歸養血湯」與「當歸青耆湯」

這「當歸養血湯」說到底也不神祕，就是很多台灣媽媽口中的「當歸青耆湯」，為什麼湯裡的黃耆從黃色變成青色了呢？原來黃耆有生黃耆和蜜炙黃耆等不同炮製法，台語把「生」唸成「青」，青耆指的就是生黃耆，所以到了台灣媽媽的口中就變成「青耆湯」了。

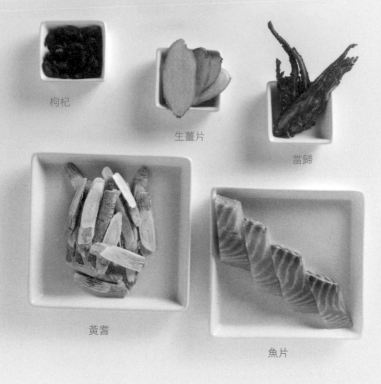

枸杞

生薑片

當歸

黃耆

魚片

當歸養血湯

藥膳

當歸養血湯

當歸養血湯中，補血的當歸與補氣的黃耆份量是一比六，因為氣能生血，也能活血，所以要用黃耆帶領當歸一起來養血活血。術後進補的鱸魚湯，也可以用這道藥方。

當歸十二克、黃耆七十二克，再切一些生薑片入湯去腥，拿來煮成魚湯、雞湯、排骨湯都很合適。這樣的中藥比例可以搭配一千克左右的肉類或者一隻全鱸魚沒問題。起鍋前灑點枸杞、薑絲，點一點麻油和放鹽，馬上香噴噴！

身體療癒

靜坐與伸展

不愛運動，附近也沒有公園可以散步，還是有方法動一動（就是一個把人逼到角落的概念）。在家裡佈置一個小角落，點上喜歡的香氛蠟燭，放些喜歡的抱枕，在這裡靜坐一會兒，或者做些簡單的肢體伸展，讓腦袋放空。不追求靜坐的時間長度，也不要過度拉筋，讓自己徹底放空，跳脫時間的框架，想停就停，想繼續就繼續。在忙碌的社會裡，每一個跟自己相處的片刻都很珍貴，妳說是不是？

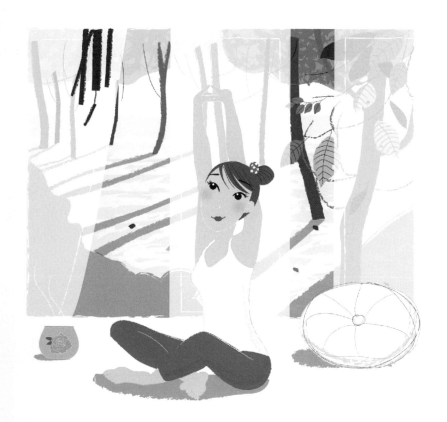

香氛

十全十美「慈禧太后美白散」

相由心生，肝氣順自然不會擺臭臉、長肝斑，而是
乾乾淨淨，散發光芒。不過，如果還想添點仙氣，
我這現代醫女還有一個絕招——慈禧太后美白散！

白朮、白芷、白芍、白芨、白蘞、白蒺藜、百合、
百部等中藥各三十克，以及白木耳五克，混合磨成
細粉過篩，裝在玻璃瓶裡待用。中藥行通常有代磨
藥材的服務，可以一次買多一些，跟姐妹們分享。

使用時只要取一湯匙藥粉，調入不同的天然黏稠材
料，就有不同功效。用蛋清能清理毛孔汙垢；用牛
奶能滋潤保濕美白；用優酪乳能收斂毛孔除斑；
用蜂蜜則能保濕亮色。調成膏狀後，均勻地敷在臉
上，十五至二十分鐘後用溫水洗淨，再進行每日正
常保養程序即可。每週一、二次，比什麼太皇太后
都還美。

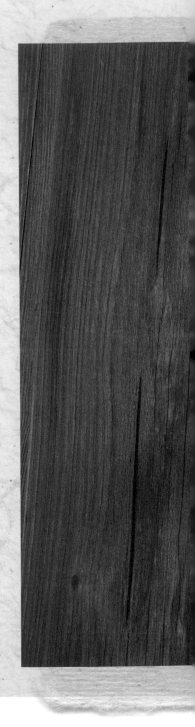

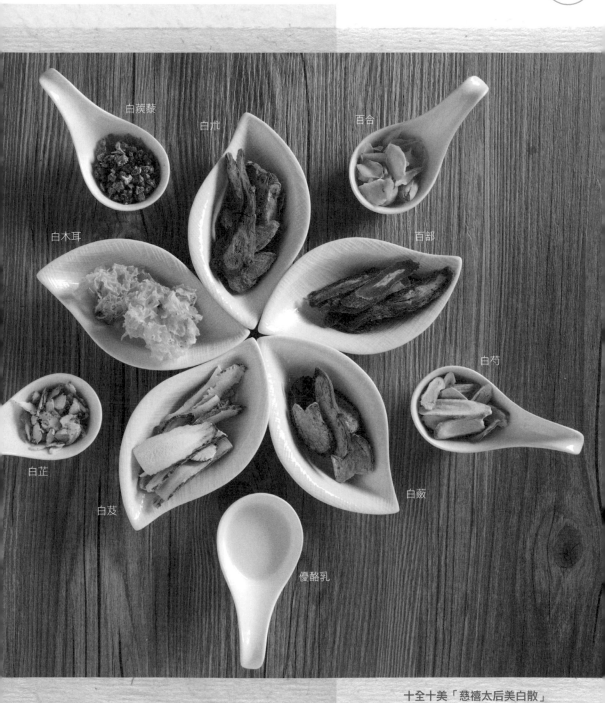

白蒺藜 白朮 百合

白木耳 百部

白芷 白芍

白芨 白蘞

優酪乳

十全十美「慈禧太后美白散」

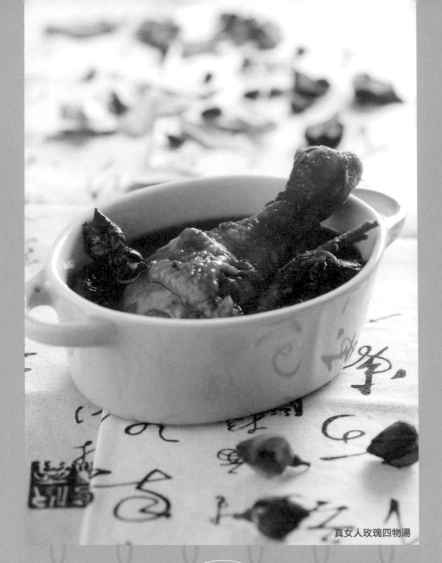

真女人玫瑰四物湯

春分

03/20-03/22

三月到了尾巴，太陽公公都早起了，妳卻還過著冬天賴床的日子嗎？放心，不是妳懶散，而是肝累累的。每當春日門診，我一定會問睡眠狀況，藥方會加一帖「睡覺」方，乖乖睡覺養肝，妳的肝一整年都會愛死妳。

信不信，肝很會跟我們「談心」，總是用各種暗示，告訴我們她的心情，甚至讓我們「大變身」——肝氣虛，就變成徹夜難眠的公主；肝氣鬱悶，就變成噩夢連連的豌豆公主；肝血虛，則變成夜貓公主，玩到半夜才肯睡，清晨又自動轉醒！還有春眠不覺曉的公主，每逢春天必賴床醒不了，超討厭！

睡不醒的「春眠不覺曉公主」已經夠煩惱了，睡不著的公主們就更痛苦了。公主們想睡個飽覺，且細聽藥女我講解～

春眠不覺曉公主陽氣虛　四君子湯來救駕

春眠不覺曉的公主總是疑惑：「我不是愛賴床的人，但每當春天來臨，早上就是起不來，睡得好香！」

失眠的人會說：「哎～多睡哪是問題啊！」呵，當然是問題啊！明明晚上也是早早就寢，但到了第二天上班的早晨，就算鬧鐘大作，公主根本醒不來，仍穩穩當當地躺在床上發大夢，這真的很困擾好不好！

「春睏」顧名思義容易發生在春天，原因在於節氣的轉換由冬入春，太陽要開始早早起了，但是陽氣虛的公主們身體卻跟不上腳步，沒讓太陽給喚醒。陽氣虛的公主多屬室內型，像搖筆桿的文藝女青年，較少運動一直坐著，較少動手一直動腦。這些公主們氣色較蒼白，偶而曬曬太陽馬上就白回來，動作慢條斯理，講話聲調冷靜，斯斯文文地讓人覺得很舒服。

做編輯工作的 Rachel 就是春眠不覺曉的公主，生活非常有節律的她，一到三月底快放春假，就會發生連續上班遲到的年度意外。七點鬧鐘叫人，她還在夢裡演偵探劇，還是好幾天劇情都有連戲的連續劇喔！等從床上驚醒時已八點多了。

像 Rachel 這樣的公主除了陽氣虛，還需要養肝補腦，四君子湯加點黃耆就是首選。四君子湯裡有人蔘、茯苓、甘草、白朮。人蔘少少的三克就好，也可選人蔘鬚三克不要過補，其他茯苓、甘草、白朮各只要六到九克，再加上黃耆三克，一起沖成一壺茶，白天慢慢享用，晚上就不需要了。茶喝幾次之後，春睏的時差調整過來，就可以和太陽公公一起早起了！

徹夜未眠公主肝氣虛　四物聖品來助眠

徹夜未眠公主老抱怨：「我明明累得半死，卻怎麼樣也睡不著，腦子像播連續劇一樣轉個不停！」

公主徹夜未眠，那是因為日也操夜也操、充滿犧牲奉獻的精神！以我的朋友 Monica 為例，三十幾歲的她很好強，出門一定打扮得美美的，讓人錯覺她是閒閒貴婦，實際上她可忙了，有兩個正在讀小學的孩子，每天一早要張羅孩子吃飯上學，然後回家處理成堆的家務；下午趕著去接孩子後，又要回家親煮晚餐，督促孩子們寫功課，等到丈夫、孩子的事情都處理完，已經晚上十一點，終於輪到她休息了。偏偏這時候整個人都醒了，精神比白天還好。勉強自己躺上床，老公鼾聲連天，她卻翻來覆去怎麼樣都睡不著，無聊的日常瑣事像跑馬燈在腦中狂奔，搞得她都快瘋了。

徹夜無法成眠的公主其實是肝氣虛，她總是燃燒自己、照亮別人，白天神采奕奕殺敵無數，到了晚上卻電力全無，連休息的力氣都沒有。雖然不忍心責備，

但也忍不住苦口婆心：「妳不要只顧著燃燒自己，也要保養一下啊！」

要確認肝氣虛很簡單，手腳容易冰冷、大腦活動超量就容易肝氣虛。幫自己燉鍋女人聖品的四物湯吧，尤其在沒力的時候，加點黨蔘、黃耆，好好補個氣，特別是腦神經虛弱的公主，只要吃個幾帖，肝氣就能補回來，千萬別愛了別人，卻虛了自己。

豌豆公主肝鬱悶　玫瑰花苞來撫慰

睡著了不斷被惡夢驚醒？給妳疊上九層軟綿綿的床墊了，卻只要床底下一顆小小的豌豆，就驚擾著妳美夢是嗎？別擔心，其實不是妳太嬌貴，是肝很鬱悶。

肝鬱的公主容易惡夢連連，睡得不安穩，一點風吹草動、一點聲音光線就會醒來。被家人嘲諷是「嬌貴命」，其實誰不想倒頭一睡到天亮啊！

要進一步確認是否肝鬱很簡單，月經來前會腹痛，經期血塊多，經血流出後才舒服，那便是肝鬱。想要讓鬱悶的肝開心起來，就得在四物湯裡添點料，加幾朵可食用的玫瑰花。如果真的肝鬱厲害，就加玫瑰花苞，花苞破血、花瓣活血，加上四物湯養血，肝鬱很快就好了。玫瑰四物湯煮起來很美麗，看著心情都好。別偷懶買市售調理包或罐裝飲品，那都是萃取物合成，不只不利吸收，也未必健康。

夜貓公主肝血虛　紅花阿膠來呵護

「想當年，老娘也可以在夜店玩到凌晨，回家倒頭就睡，瞇一下下，照樣容光煥發。哪知道只不過從嫩嫩公主進化為熟齡公主，不只夜店撐不了多久，晚上

早早上床，竟然凌晨就醒了，而且還睡不著！還我青春！還我睡眠啊！」會這樣吶喊的，就是夜貓公主。

夜貓公主常常睡到凌晨三、四點就醒了，耳朵裡好像在敲鐘，叮叮咚咚讓人再也睡不著，耳鳴得超級清楚，只好起床發呆，越呆越醒，乾脆打開電腦逛逛購物網，一不小心又下單了，真是禍不單行。

要確認肝血虛並不難，月經量少，平日裡就容易累，皮膚偏乾，眼睛容易痠澀疲勞，有近視眼的人到了晚上就算戴眼鏡，眼前還是一片朦朧。

如果不想半夜醒來當太早起的鳥兒，一樣可以用「四物湯」補補肝血，不過得加些「阿膠」，再加多一點的紅棗、枸杞。另外「紅花量少養血，量多活血」，可以使用三克左右的紅花加入湯中，就能加強養血的效果。

春分時節，公主們要好好睡個本年度的美容覺，再用四物湯藥膳，養血解鬱補肝氣，調理寶貝妳的肝。肝好了，人生真的是彩色的，皮膚自然亮白無斑，氣色自然好！希望公主們都能有個一覺醒來神清氣爽的人生的春天呀～

藥膳

真女人四物湯

當歸十八克、川芎十二克、熟地黃十八克、白芍十二克、枸杞九到十二克、紅棗小的七枚或大的五枚。

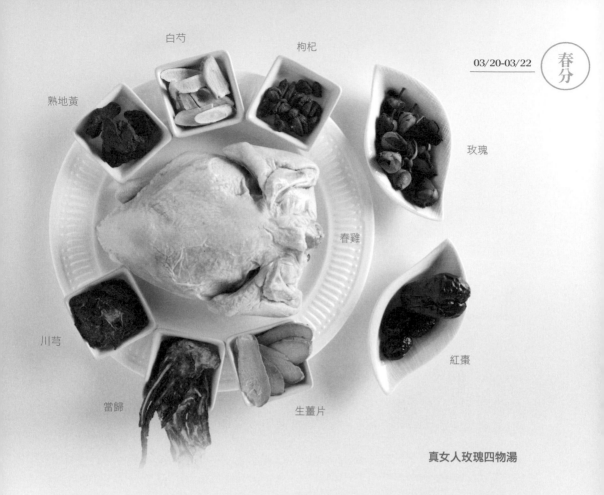

白芍 枸杞 熟地黃 玫瑰 春雞 川芎 紅棗 當歸 生薑片

真女人玫瑰四物湯

另備排骨約八百克（或春雞一小隻），時蔬如菇類、山藥、蓮藕等。肉品以冷水加薑片川燙好備用。中藥材快速沖洗後放入湯鍋內，以潔淨冷水約一千五百西西滾沸（枸杞先不下）。藥湯滾開後，轉小火，將川燙好的肉品加入同煮，也可加入山藥、蓮藕等時蔬增加湯的甜味，約五十分鐘至一個小時即可熄火。最後加入枸杞，再蓋上鍋蓋燜十分鐘即可享用。不加鹽已很美味，添少許鹽也很適合。

四物湯對女人非常好，可以針對不同症狀添加藥材，對症下藥：

肝氣虛女人：四物湯＋黨蔘十二克、黃耆九克。

肝血鬱女人：四物湯＋玫瑰花苞十五到二十朵、或玫瑰花瓣六克。

肝血虛女人：四物湯＋阿膠六克、紅花三克。

香氛

燃檀香助眠

春分時節助眠、調肝的香氛，可以考慮溫暖的木質系，有著深沈而穩定的力量。如燃燒純淨的檀香，或是使用乳香與沒藥的精油一同薰香。此時香氛的使用可將重點放在空間上，如臥室、瑜伽的角落，或需要放鬆的起居室，在睡前即開始釋放香氛，上床的時候就可熄滅。或者將藿香、花梨木、檜木、沈香的碎屑各約二到三克混合做成一個香氛包，放在枕頭旁，也可許妳一個寧靜的夜晚。

春睏早上醒不來？可以考慮提神醒腦的精油薰香，如迷迭香、薄荷、檸檬、橙花等精油，都有著振奮人心的作用。提神的香氛包也可用迷迭香、薄荷兩者乾燥草藥各十克搭配，是趕走昏沈最受歡迎的香氣！

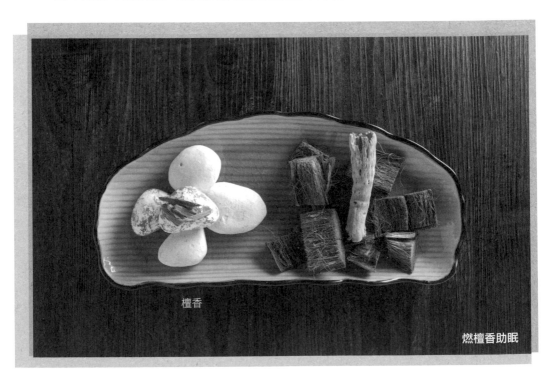

檀香

燃檀香助眠

身體療癒

期門穴與內關穴

輕揉耳後「翳風穴」、身體兩側「期門穴」、手腕上「內關穴」，有很好鎮靜安神的作用。用小型按摩棒輕按翳風穴，按三秒鬆三秒，進行個十回，腦子就能開始放鬆。或者找個網球，在身體左右都有的期門穴上來回滾動，只要滾動三、五分鐘，再吐個氣就很舒服。內關穴可隨時用另一隻手的大拇指進行按摩。內關穴不只助眠，也可安心神，如果白天上班時、趕車時，覺得心慌意亂，不妨重重按壓幾下內關，可讓躁動不已的心臟平靜下來，還有止暈的作用呢！

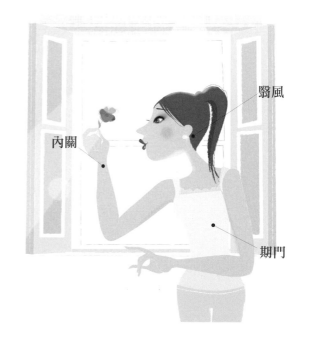

翳風

內關

期門

公主肝經伸展與瑜伽大攤屍

不管何種體質的公主失眠，睡前「大字形伸展肝經」，以及「瑜伽大攤屍」，都會有很好的肝臟自我按摩效果，重點在「慢動作」。舒服地躺在地板上或較硬的床上，雙腳打開，手掌上攤，大字形展開身體不難吧？要記得用很緩慢的節奏，毫無邊界感地伸展妳的四肢，不斷地延伸向外，有如達文西的人體結構圖。靜靜地，傾聽一下妳的肝臟，妳可曾發現妳的肋骨或胸口是緊繃不舒服的？這說明妳的肝很不開心喲。那麼盡情緩慢的伸展吧，把身體向圓周打開，若因此不自覺地睡著了可真的是幸福呀！

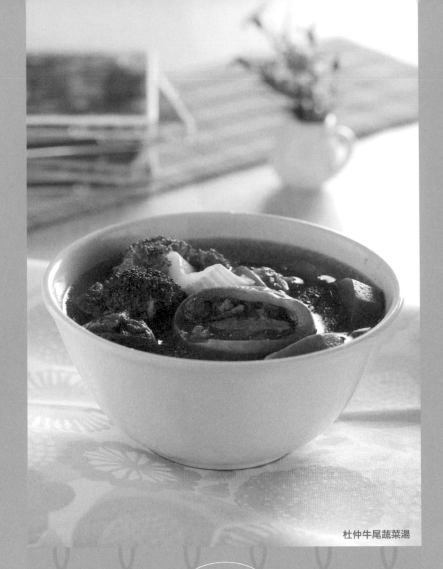

杜仲牛尾蔬菜湯

清明

04/04-04/06

細細碎碎的雨來了。是梅雨季開始了嗎？天空幾朵烏雲，總覺得氣壓低低的，只適合在家睡懶覺不適合出門工作去。四月初是清明時節，也是兒童節，似下非下的雨，有種揮之不去的濕滯。台灣的濕度竟然高達百分之九十八，人真的都要發霉。下雨天，人容易萎靡，整個人軟趴趴，像沒骨頭似的。不如就來聊聊「骨頭」吧。

小心！！女人也會腎氣虛

想到軟骨頭，就想到我的三妹，她從小就被爸媽罵「坐沒坐相，站沒站相」。也不知道是不是老三的關係，媽媽的營養已經供應不良了，所以妹妹小時候都軟爛成一團，不是趴在書桌上、躺在木地板上，就是賴在奶奶的肚子上。喊她起來，她就閉著眼睛東倒西歪地走著，像個協調不良的小木偶。

骨骼在中醫裡是歸腎管的，從小到大都是如此。小時候骨骼不全只是腎氣虛，老了以後肯定就是腎陰、腎陽、腎精、腎氣都有可能虛。別以為只有男人會腎虛，女人當然也會腎氣虛啊！我看診的時候，不太喜歡開口就說人「腎虛」，這多嚇人也不負責任！我通常會循序漸進，讓患者自己明白腎虛影響的各個面向，再讓她自己開口承認「腎虛」（心機好重的醫生）。

腎氣虛多多少少有點先天的因素，但這可不能當藉口不處理喔！透過後天的肢體鍛鍊和飲食進補，仍然有機會轉成腎氣充足的健康人。

最典型的腎虛症狀會出現在骨骼關節系統，像是脊椎不正、脊椎側彎、骨密度不佳，輕一點的像是筋骨僵硬、肢體不協調，都是腎氣虛的表現。另外像容易有黑眼袋、牙齒零零落落長不好或容易掉、愛跑廁所多尿、記憶力差、欠缺意志力，甚至胸無大志，都是腎氣虛的症狀。

在所有的腎虛症狀中，骨骼長不好是最需要、最需要、最需要注意的（很重要所以說三次）。從小脊椎不正、長不高已經很恐怖了，嚴重者甚至會壓迫內臟，造成經年內臟疼痛以及昏睡、頻尿等困擾，開刀矯正的孩子們還需術後復健，真的很辛苦。至於後天姿勢不良造成的脊椎側彎，若從小注意不僅可以促進脊椎的健康，更增加了長高的機率，對於腎氣的充盛更有說不盡的好處。

加油！！ 小孩長高有三寶

至於明明沒有側彎，卻怎麼也坐不直的小孩，也讓做媽的傷透腦筋。我的朋友 Jessica 最怕孩子長不高，看到歪斜的兒子，一直叨念：「長得都沒你媽高怎麼辦？」轉骨方一瓶一瓶的吃，就怕爺爺奶奶嫌沒把小孩養好！嘆，亞洲媽媽們真的很擔心孩子長不高啊。畢竟「白富美」和「高富帥」是爸媽的標準心願，必須奮鬥！

雖說遺傳是身高最主要的因素，但後天的「飲食」、「睡眠」、「運動」是「長高三寶」，只要願意努力，還是可以讓孩子們出類拔萃，高人一等！

整脊長高第一寶──睡眠

一眠大一寸，孩子們真的是在睡覺中長高的。青少年在睡眠中，骨頭的生長板更容易增生，破骨細胞不間斷的癒合，是白天持續站立、不斷走動時所不能達成的。為了要給孩子充足的睡眠，最好能在三焦經運行結束時的晚間十一點以前就寢，再讓膽經、肝經、肺經好好地充足休息八小時，上午七點睡飽飽的起床，孩子們自然能精神抖擻，充分成長。

至於睡覺的床、睡覺的姿勢也很重要。孩子們體脂肪低，骨節明顯，有點硬又不會太硬的床比較適合。硬床上鋪薄軟墊是適中的硬度，孩子們也不會抱怨床

太硬碰骨頭。睡姿若能選擇正躺而非側睡，肌肉關節更能放鬆，身體自然舒展得宜。常見同樣身高的孩子，一個抬頭挺胸，一個垂頭喪氣，視覺上身高差了三到五公分！挺直的體格，肯定比駝背彎腰的孩子看上去更有自信，身體也更加健康。

整脊長高第二寶──運動

運動習慣跟運動細胞無關，而是從小培養的。歐美孩子的體育課一週上課至少五小時，甚至還要加入各種球隊，下課後繼續奔馳於運動場上。運動的多，成骨細胞自然不斷地製造，以適應更多跳得高跑得快的需求，這是人體自我進化論。亞洲的孩子們重學習，體育課也會變成自習課，少了起碼一半以上的運動量，想進 NBA 也難。

平常要上課無法好好運動，就好好利用週末吧。另外，一年四季中，春夏是最好的運動季節，跑步、游泳、打籃球、騎腳踏車，孩子們可以盡情地享受溫暖晴朗的氣候。是不是常常一個暑假未見，開學時班上同學總有一兩個忽然長高了十公分？讓孩子把握春夏的時間多做運動，這是長高的不二良方！

籃球、排球、羽毛球，可以加強身高縱向發展。騎腳踏車、游泳則是加強腰力以及加長腿長。吊單槓、體操，幫助孩子矯正脊椎以及調整不平衡的左右兩側。

整脊長高第三寶──飲食

一寶二寶做好，三寶就可火力全開！藥女我提供的藥膳是最實用的食物療法和藥膳湯品。對於腎氣虛的大人和小人，藥膳不僅可以固腎、健脾、長筋骨，家中老小更可以同時享用──小男孩補了、小女孩長了、爸爸顧筋骨、媽媽護脊椎──還有什麼比用簡單的藥膳養全家更幸福的事兒呢？

粗壯或渾圓的蔬菜，像是西洋芹、花椰菜、芥蘭、高麗菜、白蘿蔔、南瓜等含

有豐富的鈣質，絲毫不遜色於牛奶。亞洲人乳醣不耐症體質比例高，食用乳製品常會有腹瀉的不適，所以更要多方尋找鈣質的補充來源。另外像豆腐、芝麻、杏仁、黃豆製品或堅果，以及小魚乾、牛肉、排骨等魚肉類，都可以平均攝取，不要偏重某一種食物。均衡的三餐，鈣質的加強，再加上中藥藥膳燉湯，強健筋骨自然事半功倍。

藥膳

「我要長高健骨」之轉骨湯

杜仲牛尾蔬菜湯

杜仲牛尾蔬菜湯是升級版的羅宋湯，湯裡紅紅的蕃茄補心、綠綠的芹菜補肝補鈣，牛尾健壯靈活，有豐富鈣質和髓質，以形補形還可以補脊椎。再加上一些洋蔥、南瓜、紅蘿蔔、包心菜、綠花椰等，五彩繽紛又香甜可口！我們再加上杜仲三十克、黑豆五十至七十克同時燉煮，這兩味中藥材一點也不搶戲，又可以補補腎氣！妳家的小哥是否永遠都不餓、不愛吃飯？杜仲牛尾蔬菜湯是孩子們接受度很高的湯品，配飯、沾麵包吃，都是胃口大開的一餐。

山藥排骨湯

山藥與排骨同煮，再撒上香菜香噴噴！山藥顧肝腎、開脾胃，自古以來都是食

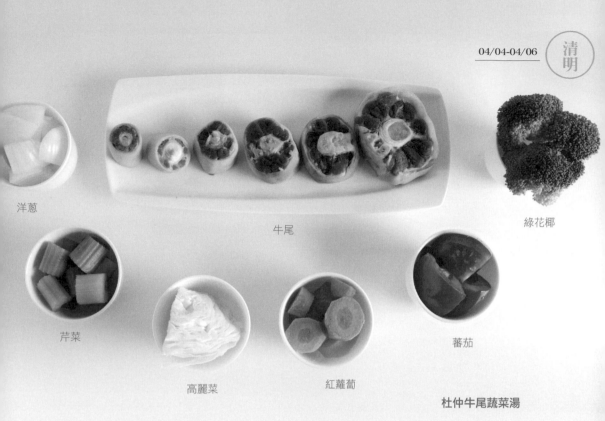

洋蔥

牛尾

綠花椰

芹菜

高麗菜

紅蘿蔔

蕃茄

杜仲牛尾蔬菜湯

療聖品，排骨熬湯鈣質豐富。新鮮山藥加上排骨燉湯同煮，再加些許胡椒、香菜，開胃又增進食慾，讓乾乾瘦瘦的孩子能多吃上幾口，長得像模特兒般高又帥，女孩兒還有健脾豐胸的效果呢！

「健骨開胃」之香草料理

九層塔麻油煎蛋

新鮮九層塔連枝連葉切碎放入打散的蛋汁攪勻，加點鹽巴，再用麻油煎蛋，天啊，光聽就很香！九層塔轉筋骨、健腰腎、開脾胃、開胸解鬱。容易彎腰駝背，喜歡把剛發育的胸部藏起來的年輕小姐，更可以常服用，上半身會顯得特別優雅喔。

53

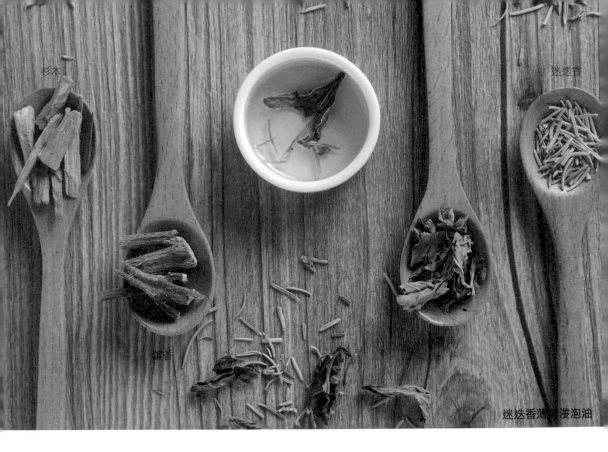

杉木

迷迭香

薰香

薄荷

迷迭香薄荷浸泡油

香氛

迷迭香薄荷浸泡油

想當堅強的女性就得自己幫自己，善用一些精油按摩經絡和穴位，強壯脊椎、健康骨骼，保持體態優雅不駝背。把迷迭香、薄荷等花草，浸泡在植物油（如杏仁油、椰子油等）裡數日，即製成了「健康骨骼基底油」。按摩的時候可取一小湯匙基底油，再加幾滴薰香、杉木、松木等木質精油，拿來指壓按摩刺激穴位及脊椎，即可達到保健骨骼的效果。像是腳底的湧泉穴，連接頸椎和胸椎的大椎穴，胸前正中的膻中穴，都是很好的骨骼保健穴。

另外，洗完澡後用「健康骨骼基底油」按摩督脈，也就是整條脊椎，包括頸椎－胸椎－腰椎－尾椎，非常舒服。媽媽若有機會幫小孩按摩整條督脈，孩子的骨骼和內臟也會通體舒暢喔！

身體療癒

沒那麼多時間進行戶外運動？那麼在室內拉筋伸展不可少！拉筋伸展不僅可以矯正孩子歪斜的脊椎，還可以讓讀書的孩子們減減壓。這不僅對孩子或青少年有用，包括脊椎不正的成年女性，或者感覺自己身高在縮水，肌肉過於緊張的媽媽們，以下三招更要常做多做，以減少內臟壓迫，維持健康優美的體態。

小木偶側身旋轉

大字形躺下，雙手攤開一直線，抬起右腳向上九十度，然後將右腳向左擺至腳尖碰觸地面，臀部與上半身呈九十度以上旋轉。達到預期姿勢後緩慢深呼吸吐氣數次。另一邊亦同。左右交叉進行時到十五次。

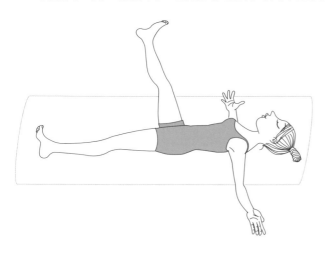

（一）大字形躺下，雙手攤開一直線，抬起右腳向上九十度。

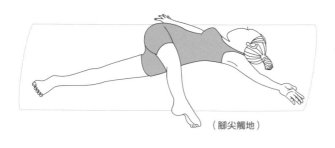

（腳尖觸地）

（二）將右腳向左擺至腳尖碰觸地面，臀部與上半身呈九十度以上旋轉。

小木偶側身旋轉姿勢重點在肝經的調達、伸展脊椎、矯正骨盆，拉開雙肋好舒服。記得上半身要放鬆，效果更佳。

超人姿

看過超人電影嗎？我們可以在家地板上學做超人飛。面朝下臥姿趴在地上，雙手向頭上方伸直放平，準備好後，將頭和雙手雙腳同時離地抬起，只剩肚子接觸地面，手腳盡量前後伸展盡情飛舞。此姿勢撐住十到二十秒，再放鬆休息三十秒，如此進行時到十五次。

超人姿重點在膀胱經的加強、伸展頸椎至腰椎、矯正駝背，以及打開肩胛和聚焦腰力。

不重的負重訓練

許多家長怕舉重訓練或太早拉筋會讓孩子長不高，事實卻是，適當的負重運動可讓骨質密度更好，適當的拉筋可讓肌纖維更有彈性。不用器材的負重運動如深蹲、馬步、抬腿、倒立，都可以適當幫助孩子健康骨骼。負重運動重點在加強腎經，增加骨密度和骨健康、矯正駝背、培養專注力。

我的養生筆記

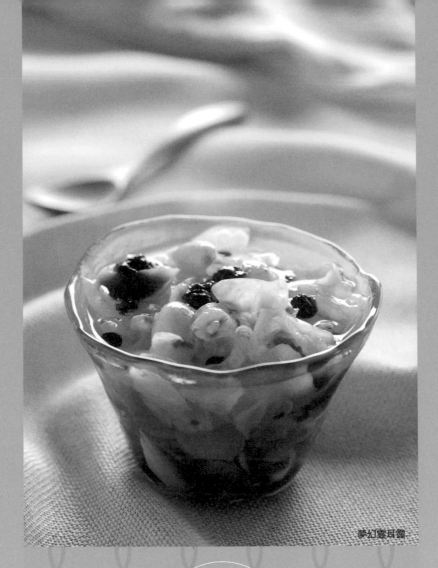

夢幻雲耳露

穀雨

「哇！妳們看，有彩虹耶！」辦公室裡的女同事開心地喊著，霧濛濛的窗外，天空掛著一道彩虹，枯燥的人們都不自覺地微笑了。

最近妳遇見很多的彩虹嗎？在街上，還是在窗外？那代表著春天的最後一個節氣，「穀雨」來臨了。

穀雨始，萬物生　期間生人非富即貴

陽曆四月十九到二十一日屬穀雨，充沛的雨量，使萬物蓬勃生長，所以算命的俗話說，這段期間出生的根本就是富貴之人。我身邊有一些靈性充滿的朋友感受性很強，在這段期間也特別容易開心，是屬於心靈富貴之人。看見不知名的小花兒長在後院裡，開成一片美極了，就拍張照上傳臉書。樹上的梅子結實纍纍，正好拿來釀個梅汁，做成可口的蜜餞。讓同事們驚豔的雨後雙彩虹，則美好了我的一天，成為我 Instagram（社群 APP）上最美的一張照片。懂得欣賞純粹的人，正是富貴有靈氣之人，是天然貴婦。

穀雨，是養肺潤肺最好的時節。大地雨露是豐盈滋潤的，而肺喜濕惡燥，正好合拍。如雲霧般的肺，不只形狀如雲，顏色如霧，水氣的滋潤更能讓肺舒服起來。具體而言，中醫談肺主皮毛，皮膚毛髮都歸肺管，所以姐姐妹妹們想要皮膚漂亮、頭髮柔順光亮，就要呵護好肺臟。

肺不好的女性，皮膚容易乾燥粗糙，顏色暗沈沒有光澤，頭髮容易分叉斷裂，連指甲也長不好。很容易有鼻子過敏、氣喘的女性，也屬肺氣虛，或者一受風寒就容易感冒咳嗽，或者天氣濕度大的時候也容易皮膚起疹，對於氣候的變化非常敏感。肺是很嬌貴的，很愛乾淨，不容許一點髒污，所以抽菸、喝酒、油炸辛辣食物，都很傷肺。需要靠臉工作或者靠聲音工作的女性，特別要好好保

養肺,只要一點點小糟蹋,肺馬上就抱怨給妳聽。在服裝業上班的人、當老師的人,一定要飲食清淡,另外要常常進補養肺,才能把肺穩住。

白食物、溫開水　養肺消腫心情美麗

肺臟在中醫五行裡屬金,在顏色上屬白色,所以白色的食物特別對肺有益,如百合、蓮子、薏仁、白木耳、山藥、燕窩等,連不懂中醫的人都知道這些是美容聖品,美白、美膚、光潔細緻的毛孔就靠它們來食補了。

潤澤了皮膚之後,體內多餘的濕氣怎麼辦呢?外在濕氣重的時候,身體內在也比較容易積累多餘的水分,造成水腫(如手腳的腫脹和眼袋浮腫)。此時出現的水腫情形,不是少喝水就能解決的喔!人本來就要喝適量的水,最好的算法就是用妳的體重公斤乘以三十,即是妳需要的建議水量(例如五十公斤的女生,每日需要一千五百西西的水)。別喝冷水改喝高於體溫的溫開水,會讓妳的水分代謝更有效率。提醒自己適時地去上廁所,不要憋尿,適度的運動流汗,代謝身體的多餘水分和毒素,也是每日功課呢!

親愛的大嬸小姐們,身體好,心情就會是彩虹般的美麗;心情好,身體也會反映出快樂的姿態。如果能在萬物蓬勃生長的穀雨時節,多花一點時間感受大自然母親帶來的美好、平衡、包容之道,少一點抵抗和逆轉的想法,臉上自然不會愁眉深鎖,心裡的柔和、寬容,便能化作最美麗的容顏!

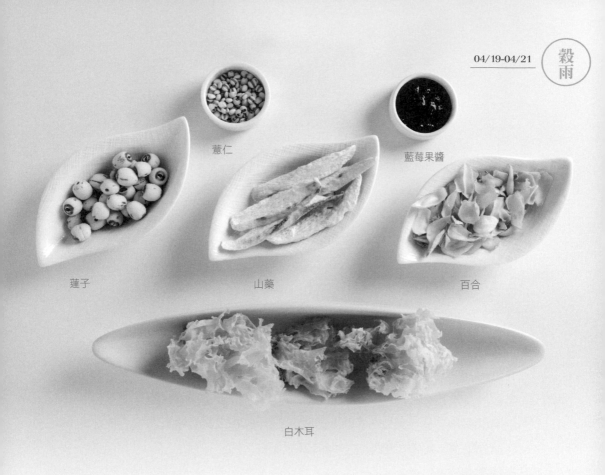

薏仁

藍莓果醬

蓮子

山藥

百合

白木耳

夢幻雲耳露

藥膳

夢幻雲耳露

「夢幻雲耳露」是美到不可勝收的一道美顏料理！白木耳加水泡軟，加上蓮子、薏仁、山藥、百合等（任選兩種即可），一起煮滾後燜至熟軟，末了離火放涼。蓮子降心火保濕、薏仁美白、山藥富含女性荷爾蒙、百合改善皮膚粗糙、白木耳更是富含膠質修復皮膚的好東西。所有的食材都有豐富礦物質、蛋白質、氨基酸和維他命，能增益皮膚健康。這道「夢幻雲耳露」，湯汁是黏稠的，充滿

了膠質，食材是濡軟的，很好被胃分解吸收。可加入一些冰糖調味，還有還有，加上最終一道工序才堪稱夢幻：將洗淨的藍莓五到八枚，或者一匙藍莓果醬也可，從甜品表面輕輕放入，看著一粒粒的藍莓緩緩沈澱到底層，看著美麗的紫色果汁柔美的釋出，真的好夢幻啊！神來一筆的藍莓有水果好酵素，簡直是完美。容易心浮氣躁、心煩意亂的大姐大媽大嬸們時常服用，必能使頭髮柔順、皮膚變美，白泡泡像貴婦。

梅汁甘露

年輕的小姐們，更可以考慮一道「梅汁甘露」。穀雨時節，梅子採收。梅子屬於寒帶植物，是台灣的外來移民，梅子每年都在二月左右綻放梅花，三、四月時結成果實。就連美國加州這麼炙熱的氣候，梅子一樣在三、四月收成。梅子很適合製成各類養顏美容的甜品，用蜂蜜、糖、甘草粉及鹽來醃梅子，醃好的梅子可以泡成梅汁、煮成梅茶、做成蜜餞等，都美味極了。女孩們喜歡梅子的酸甘香甜，是很美味的零食，孕婦更是需要梅子來安撫孕吐的不適。

《本草綱目》記載「梅子性平，味酸，可促進食慾，開胃，生津止渴，養顏美容，常保青春。」中醫更認為，梅子生津止渴斂肺，可治療虛熱煩渴、肺虛久咳、嘔吐，有消除腹脹、解酒等功效。容易生悶氣，都怪別人不理解我的小仙女們，常常服用能使皮膚細緻、心情舒爽，笑咪咪像千金。

香氛

艾絨薰香

如果以上都已採取行動了，在健康尚好的情況下，身體仍時有出現水腫的狀況，那麼中醫會認為是妳的陽氣不足，無法順利保持身體裡的陰陽乾濕平衡。此時可以試試艾絨薰香。艾葉曬乾之後製成的艾絨，是純陽之物，外用可以提升陽氣、溫陽救逆。「家有三年艾，郎中不用來」，說的就是薰艾有保健祛病，延年益壽的療效。

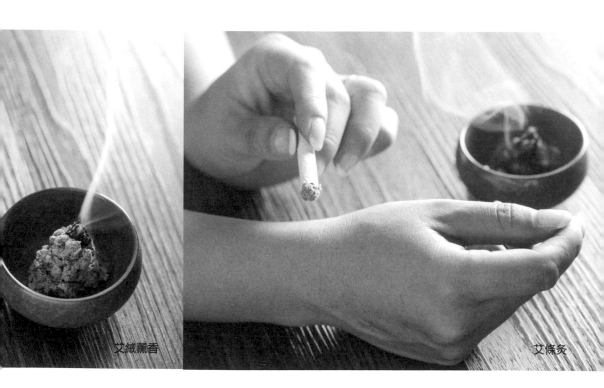

艾絨薰香　　　　　　　　　　　　　　　　　　　　　　　　　　　　艾條灸

身體療癒

溫暖艾灸

艾灸有十幾種方法，有直接灸、間隔灸、疤痕灸等，不勝枚舉，但我們這裡談的是最安全、不觸及皮膚的艾條灸。經由艾條灸溫熱的刺激，使皮膚局部血液淋巴循環增快，代謝能力加強，促進多餘物質（例如多餘的水分）消散。

使用艾條灸美容，已有上千年的歷史，只要使用時小心，不燙傷皮膚，是可以自行操作的。建議使用緊密紮實、品質良好的艾條，用火點燃後，在腳部小腿內側脾經的部分穴位，如太白、公孫、三陰交、陰陵泉等穴來回暖薰，或從大腳趾至膝蓋內側整道來回薰灸，效果都很好。手上的部分可以著重在合谷、列缺、支溝等穴位，也可以從大拇指、手腕、到手肘來回薰灸。自行持艾條慢慢操作，稍微有點燙就要移動，以免燙傷皮膚。只要十五分鐘，手腳再也不冰冷。溫暖的雙腳感覺真好！

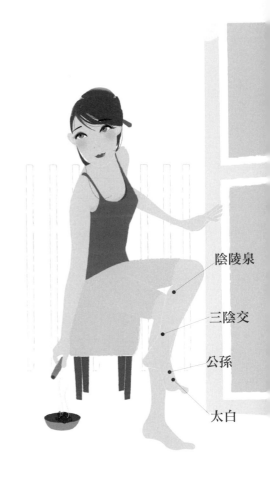

陰陵泉

三陰交

公孫

太白

我的養生筆記

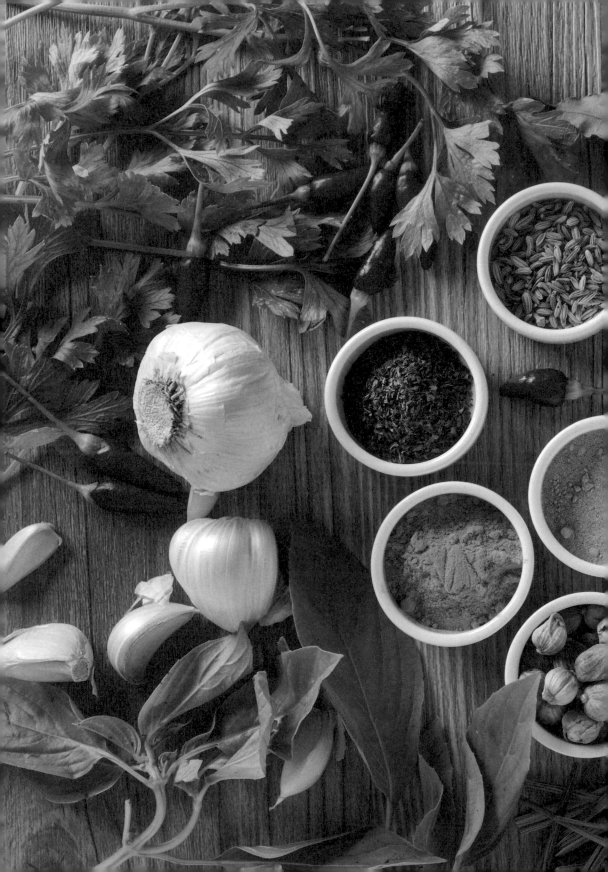

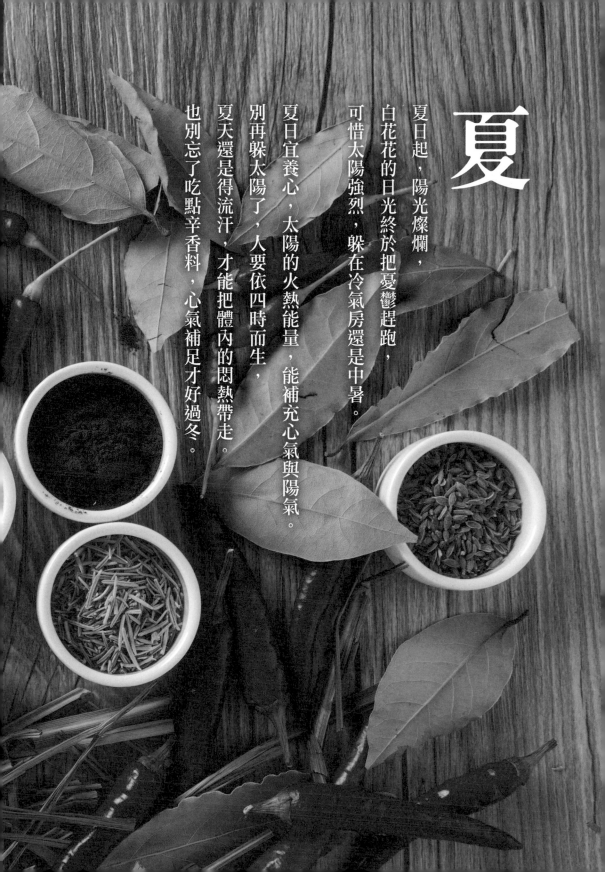

夏

夏日起，陽光燦爛，
白花花的日光終於把憂鬱趕跑，
可惜太陽強烈，躲在冷氣房還是中暑。
夏日宜養心，太陽的火熱能量，能補充心氣與陽氣。
別再躲太陽了，人要依四時而生，
夏天還是得流汗，才能把體內的悶熱帶走。
也別忘了吃點辛香料，心氣補足才好過冬。

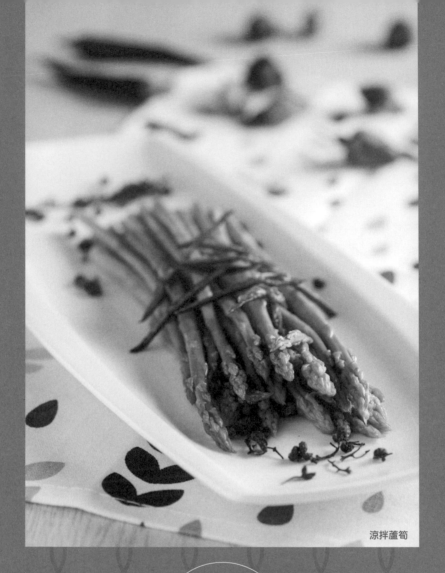
涼拌蘆筍

立夏

05/05-05/07

五月天的南加州，陽光尚未火辣，最享受的莫過於每次打開車門就被人行道旁滿滿的花草香氣包圍，有迷迭香、薰衣草、萊姆花、橙花，以及我最喜愛的梔子花。上了一天班，聞了一天的人味，梔子花的清香，就是我的「pick me up」振奮劑，讓我又活過來了！梔子花小巧潔白，花朵呈旋轉狀地展開，和優雅的美女茉莉是親戚，但是梔子花更像都會女子，聰明靈巧、特立獨行。

夏隨香花到　辛香調味最舒心

當大地的花草開始出現馥郁的香味，就意味著夏天要來了。五月初是立夏，夏天的開始，代表萬物活躍，人心也熱烈。夏天是屬火、屬心的季節，久居室內容易犯憂鬱的女人，此時心情也不似寒冬般陰鬱，明顯地開朗了許多，如果願意到戶外多走走，低迷的情緒會一掃而空。五月的天氣尚不炎熱，日正當中的太陽有著巨大的純陽能量，適時補充我們身心略顯不足的陽氣。然而有些人陽氣過旺，或虛火上炎，也較容易在此時心浮氣躁，吃不消化睡不沈。

容易陽氣和心氣不足的女生，更需要火熱的能量。因為女子本屬陰屬水，若陽氣足，生命之火強壯了，陰陽的平衡會帶來更好的健康。另外就是現在的女生不愛曬太陽，運動量也明顯不夠，很容易造成陽氣虛、心氣虛，例如氣血循環差、手腳冰冷、體力弱易顯疲勞。這樣的女子，在天冷的時候比較容易憂鬱。

每當夏天來臨，憂鬱症就不藥而癒的女生很多，Amie 也是。Amie 是很好的媽媽，很溫柔的省話一姐。陽氣心氣皆虛的她，不用美白就氣色蒼白、講話有氣無力、容易心悸、手腳像冰塊。她每到冬天就像動物需要冬眠，不想吃喝不想與人接觸，一個人關起房門沈沈睡去。吃抗憂鬱藥也未讓 Amie 心情好轉，唯一能喚醒她的就是夏天。隨著五月以後，太陽升起、天氣變暖，她才漸漸恢復了生命力，想要出門走走，見見朋友。這就是很典型心氣虛的表現。

因此立夏的此時，弱女子更需要將冬天所缺乏的陽氣好好充值一下，好為今年儲備更多一點的正能量。要如何以補陽氣、心氣和生命之火呢？可考慮多運動強心臟、多食紅色補心食材，以及飲食療法。

從飲食上著手，可以選擇簡單又易實行的方法，例如多運用天然調味料和辛香料，以及趁立夏時分補充足夠的碳水化合物。

調味料已經被講究健康的現代社會汙名化很久了。一想到調味料，就想到受爭議的味精、過重的鹽，以及人工合成的香精。其實辛香料、調味料原本指的是新鮮天然的香料植物，或者是將這些植物曬乾風化後碾碎而成的，包括東方的蔥、薑、薑黃、蒜、韭菜、九層塔、咖哩、孜然等；西方的洋蔥、辣椒、羅勒葉、香菜、香芹、胡椒、茴香等。

天然辛香料是最佳溫性食材，為愛吃蔬菜又怕寒涼之性損傷脾胃的女生們，增添了幾分熱氣。天然調味料更是大廚不可或缺的小精靈，甚至獨門祕方的訣竅就在裡面——那些玻璃罐裡彩色繽紛的辛香調味料輕輕一撒，透過鍋氣一轉化就香氣十足，是令人胃口大開的祕密。

流汗代謝快　要吃米飯才有力

除了辛香料被汙名化，碳水化合物更像地獄來的惡魔，女孩們一聽到就嚇得魂飛魄散，好像是毒藥一樣。可是碳水化合物也是人體養分的基礎，沒有了碳水化合物，人會沒有體力，就像車沒有汽油走不遠。

女生們本來就吃得較少，趁著立夏時分補充該有的碳水化合物，才能提供足夠的陽氣和正能量，因為夏天活動多、消耗大，若沒有保持一定的體力，很容易造成身體吃老本的情況，耗損過多元氣。如果我們的身體是一輛汽車，碳水化

合物則提供這輛車子所需的汽油，不管我們是一輛老爺車還是跑車，都要靠它才能跑得順順暢暢，包括我們最在乎的身體新陳代謝率，也要有這份汽油才能順利運作，所以為了減肥長期不吃碳水化合物，瘦掉的都是好的肌肉，脂肪還可能有增無減。傷害人或讓人變胖的不是碳水化合物，而是我們這張不知節制的嘴好嗎！所以要減肥，食有節度才是王道。至於妳需要多少碳水化合物和熱量？網路上有許多換算表，可依據性別、年齡、身高、體重，計算出每日所需要的碳水化合物份量。記得要好好的吃，有健康的身體才會有力氣、才能進行正常的代謝。

如果還是怕米飯麵食不小心會超標，那就以熱量較低的糙米、五穀米、小米、小麥麵、蕎麥麵來取代，有很多富含纖維的米食麵類可供選擇。夏天是活動的季節，多動、多走、多玩、多消耗，也多汗，五月的此時不要刻意節食了，正常的、適度的攝取主食，因為妳需要儲蓄一些新鮮的體力，以應付接下來的整個夏天。

至於容易心氣浮躁上火的朋友，吃些立夏時節的當季蘆筍吧。蘆筍清涼降火利尿消水，根本是滅火利器啊！而且蘆筍不像西瓜、冬瓜那麼寒涼，可以放心吃。我曾經在立夏去歐洲旅行，同行的女朋友 Veronique 提及五月新鮮上市的白蘆筍，又鮮又嫩又好吃，是令人難忘的好滋味，於是我們就一路從巴黎、米蘭、威尼斯吃到了維也納，行萬步的浮躁感都消失了。沒有白蘆筍也別失望，蘆筍汁超級好用，小時候住在台灣，我最愛喝那一罐細長鐵罐的休閒飲料——蘆筍汁，一喝下去暑氣全消。

夏天想解暑，別只靠冷氣。香花讓人心涼快，蘆筍讓人身體爽，大自然早就為我們準備解暑良方了。

71

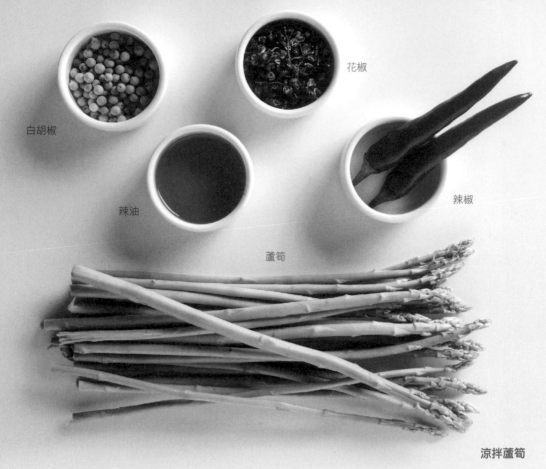

白胡椒

花椒

辣油

辣椒

蘆筍

涼拌蘆筍

藥膳

涼拌蘆筍或牛蒡

炎熱的夏日心煩意亂，身體又濕又熱，有時連尿液都黃黃的，味道好重。將蘆筍或牛蒡約三百克洗淨（若選擇牛蒡則要削皮刨成絲），然後入水川燙。將蘆筍／牛蒡從熱水裡撈出來裝碗放涼，再加上辛香料如新鮮蒜末一小匙、花椒粉半小匙、辣椒油半小匙，以及切碎的蔥末、鹽、醬油、糖、醋等適量，拌一拌就可以上桌了。蘆筍性味甘寒，牛蒡性味苦寒，兩者都是食材，亦可入藥，可以清熱、利尿、消腫。《本草綱目》說牛蒡是：「寒熱汗出，逐水，久服輕身耐老。」也就是可以減肥抗老的意思。加上辛香料之後，不僅中和了寒性，且纖維豐富、沒有什麼熱量，是怕變胖、火氣大的女子夏日涼拌首選。

香氛

夏日花草香

暑氣漸漸來了，我喜歡摘一些新鮮的梔子花，連花帶葉的放在透明水盤裡讓它們漂游著，然後將水盤置於讀書桌上，就是我寫字的靜心香氛。或撿取一把迷迭香放在有陽光的窗前任其乾燥，曬過陽光的迷迭香精油味更濃了。梔子花養心安神鎮靜，迷迭香提神醒腦活化細胞，白天晚上各有不同妙用。也有人喜歡用迷迭香露水沖洗頭皮，有健康頭皮、滋潤頭髮的妙用。

在院子裡或陽台上種些小香花吧！這些茉莉、梔子花、薰衣草，會帶給你一個清爽的美好夏天！

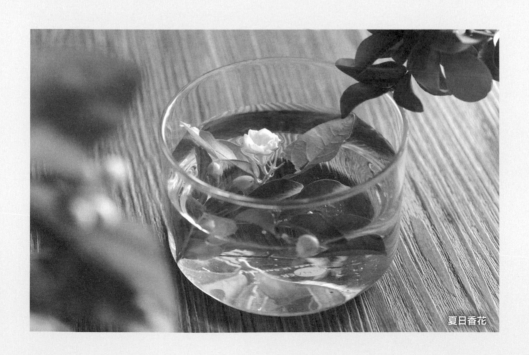

夏日香花

身體療癒

增加心氣與活力的穴位按摩

● 增加心氣的穴位可多按摩心經上的極泉穴，心包經上的內關穴。

● 加強活力的穴位，可多按摩合谷穴，或用手敲打足三里、梁丘穴。

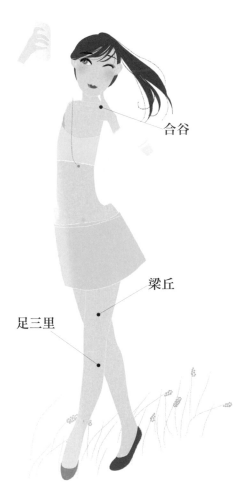

合谷

梁丘

足三里

強化內臟的帶脈瑜伽

人體有一條經絡很特別，是水平的，就是在我們腰帶上的「帶脈」。帶脈經過我們的腸胃消化系統，也管我們的卵巢、子宮、腎臟和膀胱，是管最多臟腑的一條經絡。帶脈也是人體最容易堆積脂肪的地方，所以為了補充活力和維持平坦的小肚肚，就搖下去吧！動作很簡單，站姿，雙腳與肩同寬，緩慢的同方向旋轉腰部，就像是搖一個無形的呼拉圈一樣，同方向可進行約五分鐘，再改變方向。身體柔軟的轉動可順暢帶脈，強化腹部和腰部的內臟，更可改善消化不良、脹氣、便秘、帶下、痛經、排尿不順等困擾喔！

我的養生筆記

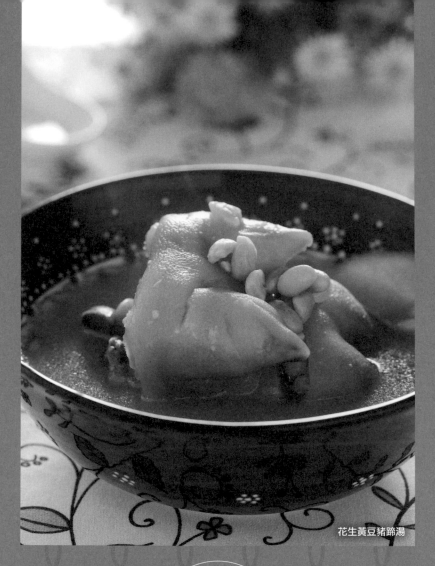

花生黃豆豬蹄湯

小滿

05/20-05/22

五月二十日是小滿時節。小滿,象徵稻田裡的穀物結實纍纍,已然飽滿,卻未完全成熟可以採收。恰如家裡的少女,這些肆無忌憚年輕著的任性小公主們。

少女正小滿　青春發育好期待

十幾歲的女孩們,身高個頭像大人,又稱不上是個女人,仍然少那麼一些成熟女性的特徵。漂亮不化妝的皮膚、亂糟糟的烏黑秀髮、清澈鬼靈精怪的眼神,媽媽們看著忍不住驕傲!幻想著小公主在不久的未來比自己更美、更有女人味。但是一回到現實,看到在餐桌前東倒西歪坐沒坐相,站起來彎腰駝背,前胸有如飛機場的青少年,簡直就是臉上三條線。

比起男孩,女孩兒更讓媽媽擔心。女孩兒的月經什麼時候來?來的時候會不會肚子痛?臉上是否開始冒痘痘?皮膚會不會特別愛泛油?胸部到底要發育了沒?什麼時候才能超過 A 罩杯?唉,簡直是沒完沒了的煩惱。

我們也都走過那個年紀,小學快畢業開始長胸部,深怕身旁的同學知道,更怕被同班的男孩子捉弄嘲笑,總是遮遮掩掩的,老愛弓著背裝沒事。但是歲月如梭,這種幼稚的前青春期很快就過去了,一上中學,眼見女同學們個個抬頭挺胸,胸形特別美,這時就開始回家煩媽媽,希望媽媽想想辦法,絕對不能讓胸部輸在起跑點!

苦惱平胸媽　辛勤燉補少愧咎

現在的媽媽們也更「明白事理」了,知道自己有多大,能遺傳給孩子的就是多大,放著不管就完了。為今之計,只能「補」,還得搶先「補」!在公主們尚未覺醒之前,就已經偷偷地打聽祕方,吃的喝的燉的按摩的通通上!如果公主

們都快十七歲了，還是沒動靜，眼見快沒救了，就死心到處打聽，非找到最好的豐胸手術不可。沒有小胸部女兒的，不准笑！這種採取絕望手段的媽媽，我幾個月就會見到一位。要知道，平胸媽媽一路走來，心中有多少悲涼，對女兒就有多少愧疚。我不得不奉勸各位媽媽，要補真的得早一點補，別拖到動刀動槍，硬往身體裡塞東西。

來試試「藥膳燉補豐胸」吧，不會傷害身體，還有益健康，很多媽媽還跟著喝，不好意思地笑說：「我也補一補，看能不能不要下垂太快啊！」有了豐胸藥膳，美少女可以發育一到兩個罩杯，媽媽可以讓胸部更高挺有彈性。

母女一起按　經絡通了胸自挺

以中醫觀點來說，疏通胸部要調理臟腑和經絡，臟腑包括胃、脾、肝、肺——乳房長肉要健胃；乳房有型要補脾；乳房軟硬適中要調肝；乳房白皙要潤肺。經絡包括胃經、脾經、肝經、肺經——乳房要兩側平均要梳理胃經；乳房堅挺要調理脾經；乳房不結塊要疏通肝經；乳暈想色淡要按摩肺經。所以媽媽跟少女們都不可以偷懶，藥膳與經絡必須雙管齊下。

除了美容之外，保養好胸部更可以處理許多身心上說不完的難處：容易生悶氣、愛亂發脾氣、自信心不佳、輕度憂鬱、害羞內向、乳腺增生、乳房小葉增生、副乳生長、腋下淋巴腫大、害怕腫瘤、減少癌症、胸悶、容易喘大氣、常常無故嘆氣等，這些都跟胸部的保養有關。千萬別再對自己的身體害羞，都什麼年代了，無論是幾歲的女性，都該好好善待自己的胸部。

藥膳 ⋯⋯⋯⋯⋯⋯⋯⋯⋯⋯⋯⋯⋯⋯⋯⋯⋯⋯⋯⋯⋯⋯⋯⋯⋯⋯⋯⋯⋯⋯

在此介紹幾道「少女心豐胸湯」，大人少女皆適用。為滿足少女善變的口，我把最受歡迎的藥膳燉湯全部列舉如下：花生黃豆豬蹄湯、青木瓜鱸魚湯、當歸黃耆虱目魚湯、蓮子山藥冬瓜排骨湯，其中魚肉類可以依個人喜好交換使用。甜品類則有木瓜燉銀耳、花生蓮子豆花、陳皮紅豆湯圓。

湯品類

花生黃豆豬蹄湯

黃豆一百五十克泡水備用，花生仁約一百五十克蒸熟，豬蹄去毛川燙後，與黃豆花生同煮，加入適量薑片去腥。湯煮好時應呈濃稠乳汁狀，起鍋前再加鹽。

豬蹄　　　　　　　　　　　　黃豆　　花生

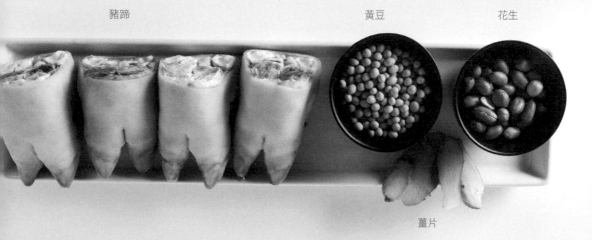

薑片

花生黃豆豬蹄湯

青木瓜鱸魚湯

新鮮青木瓜去籽去皮洗淨切塊，薑片適量，再加黃耆六十克，加淨水一千五百西西燉湯底。洗淨的鱸魚切段，另備清水快速川燙後，加入湯底同煮，起鍋前再加入適量薑絲和海鹽。鱸魚富含蛋白質，可以修復生肌，是術後常用的食療，用在豐胸上最適合。

當歸黃耆虱目魚湯

當歸十二克、黃耆六十克，用棉布袋紮好，加薑片適量入淨水一千五百西西約燉一小時做為湯底。虱目魚洗淨後入湯底同煮，十至十五分鐘即可起鍋。起鍋前再加入適量薑絲和海鹽。喜歡的話，再加三克左右枸杞，顏色漂亮極了。虱目魚英文名 Milk fish 牛奶魚，可以想見它的蛋白質成分有多豐富了。

蓮子山藥冬瓜排骨湯

新鮮蓮子八十克或乾蓮子一百克去心，新鮮山藥或乾山藥適量切塊，冬瓜不去皮洗淨切塊，加薑片適量入淨水一千五百西西湯底約燉一小時。排骨川燙後加入湯底，再燉一小時即可。

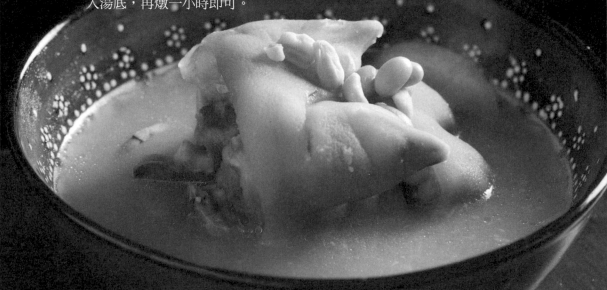

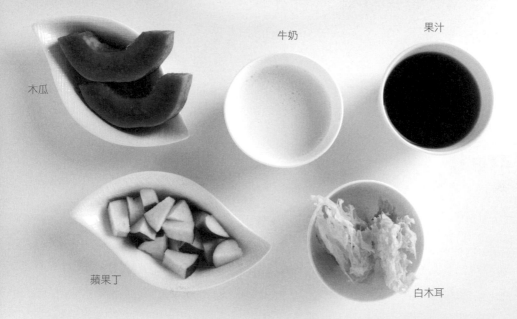

木瓜　牛奶　果汁

蘋果丁　白木耳

甜品類

木瓜燉銀耳

半顆紅木瓜去皮切丁，與泡過水、剪碎的白木耳約二十克，放入牛奶同煮。這是廣東菜中有名且常見的甜品。若不喜加冰糖調味，可加入水梨丁、蘋果丁及些許天然果汁，公主們肯定會喜歡。請溫熱服用，少喝冰的有益女性健康！

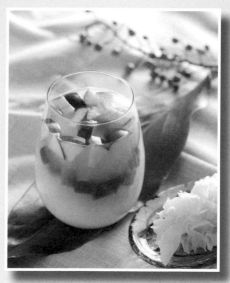

木瓜燉銀耳

花生蓮子豆花

手工豆花加入新鮮的花生和蓮子，就是一碗可口滋潤的小點心。請溫熱服用，少喝冰的有益女性健康！

陳皮紅豆湯圓

熬好的紅豆湯加紅豆糯米湯圓，再加一點陳皮同煮可解其甜膩之味。請溫熱服用，少喝冰的有益女性健康！（很重要所以說三次！）

鮮果類

紅色水果

喜歡水果的媽媽，也不要錯過了五月盛產的草莓、櫻桃、紅葡萄等紅色水果，它們富含豐富的維他命 C 及鐵質，可以為氣色不好的公主們補補血、增添好氣色。水果偏寒涼，最好在白天食用，且每天請限制一碗的份量，免得水果吃多了傷脾胃。不管哪個年紀的女生都怕寒涼，少女愛飲冰水更需要媽媽們提醒節制。媽媽們辛苦啦！總希望自己的孩子多一分健康漂亮，少一分遺憾不是嗎？

香氛

玫瑰伊蘭精油

沐浴後，花五到十分鐘用自己溫暖的雙手疏通乳房周圍穴位，一週至少五次，可搭配玫瑰或伊蘭伊蘭的按摩油，使用精油推揉更輕鬆，效果更佳。月經後更需要這種簡易的胸部按摩，檢查是否有異常的乳房硬塊，一般來說會痛的結節不用擔心，摸到不痛又固定不動的硬塊，則要趕快找醫生檢查。

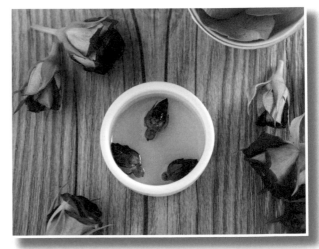

玫瑰伊蘭精油

身體療癒 ⋯⋯⋯⋯⋯⋯⋯⋯⋯⋯⋯⋯⋯⋯⋯⋯⋯⋯⋯⋯⋯⋯⋯⋯⋯

胸部的經絡穴位按摩

有益胸部健康的經絡按摩穴位整理如下：

● 胃經：乳中穴、乳根穴、屋翳穴。

● 脾經：大包穴、天溪穴、胸鄉穴。

● 肝經：期門穴。

● 任脈：膻中穴、華蓋穴。

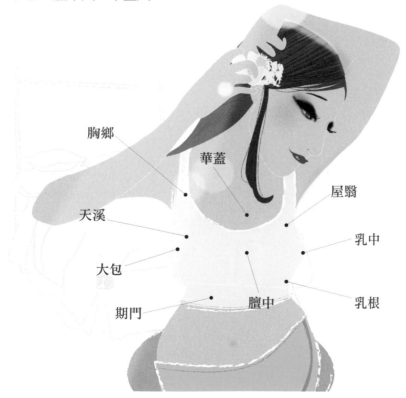

胸鄉　華蓋　屋翳　乳中　天溪　大包　期門　膻中　乳根

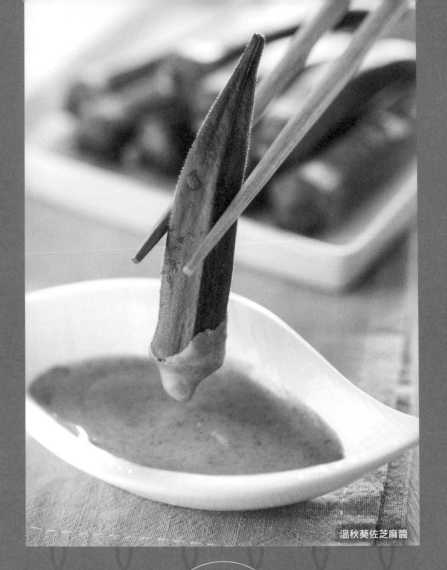

温秋葵佐芝麻醬

芒種

06/05-06/07

暑假即將來臨的六月初，太陽已經到達黃經的七十五度。用白話來說，就是陽光已經辣到可以曬傷妳的皮膚。「芒」是稻子吐花的意思，也就是作物成熟，該收成了，接下來江河流域即將進入多雨的季節，也該趁此時機散播種子。

太陽底下新鮮事　猛吹冷氣才中暑

說到太陽毒辣，就讓人想起可怕的中暑。現代堅強的都會女性，雖然不用頂著大太陽下田耕種，但是出入捷運站、在辦公室裡看著電腦螢幕的妳，竟然也會常常中暑！原因不在於曬太陽，而是在於「身體不出汗」。「我不太會流汗耶！」Winnie 這麼說，許多女性也都這麼說。不流汗，對於化了妝的妳固然不會有脫妝的困擾，但是不流汗，也代表妳的身體缺乏調節體溫的管道。人體之所以會出汗就是為了降低體溫，發燒的時候會出汗，也是這個意思。常常一嫌熱，就急著進便利商店裡吹冷氣的 Winnie，就是這樣一熱一冷，又不出汗，反而把熱氣悶在體內，三天兩頭就會覺得噁心、胸悶、想吐、食慾不振。這就是典型現代冷氣房女性中暑的理由！

中暑再也不是在太陽底下、戶外運動才會發生的新鮮事了，更不是體弱多病者的專利。我們這些整天久居室內吹冷氣、少運動的人，都是「不汗族」，都屬容易中暑的族群。女生怕熱怕流汗，覺得皮膚濕濕黏黏的不好看，所以常常不讓自己排汗排熱，這樣是不健康的。適度的陽光與汗水，才能安全渡過夏天。

中暑最常見的處理方法就是刮痧。刮痧在頭部、頸部、肩部及胸部都可，像是中暑頭痛者，可刮印堂、太陽、攢竹穴等；中暑時肩頸僵硬不出汗，則刮頸部肩部，以向下和向外的方向梳刮為主；噁心胃痛者，刮胸骨向下，以及輕刮胃部向下，不出幾分鐘即可緩解。刮痧板種類繁多且價錢便宜，準備個一兩隻形狀不同的刮痧板放在皮包裡，只要配合植物性按摩油即可隨時使用。若沒有刮痧板，可用自己的指節做刮，也會有出痧的效果！

隨時隨地可刮痧　別學奶奶使蠻力

通常家裡的老奶奶刮痧最厲害了，抓起瓷湯匙甚至銅板就下手，但是手法太狠，常刮到小朋友哀叫求饒，動作太快造成皮膚破皮也是常有的事。其實刮痧宜適度宜輕緩，手法過重、出痧過深並沒有比較舒服。

刮痧需要穩定的力量且同方向的刮，切勿來回刮而拉扯皮膚，通常同一部位只要刮數十下，即可見到出痧，就要換下一部位了。刮痧後因為微血管膨脹或破裂，會造成皮下出血和毛孔擴張出汗，這就是體溫能降低、能解中暑的原因，我稱它為「治療性的破壞」。所以刮完痧要喝溫水，也可以在水裡加點鹽，適度地補充體內電解質。

夏天惱人的除了中暑，還有蚊蟲。芒種前後的農曆五月五日，也就是我們熟悉的端午節。過了端午，就正式邁入炎熱的夏天，冬衣可以整理收納起來了。端午時節天氣濕熱、百蟲孳生，擾人的蚊蟲跳蚤也開始活躍。早期農舍、平房、三合院附近若是有昆蟲蛇鼠，人們會撒點雄黃在房屋四周，雄黃的強烈氣息，能讓想進屋避暑的爬蟲類自動離開。而人們因為夏天，體溫也跟著變高，容易引起蚊蟲近身，不妨佩戴個香包，就像穿上隱形斗篷，不僅可以驅趕蚊蟲，也可以消除身上的汗臭味，人也因為這香氛變得有氣質起來。所以端午節除了吃粽子、划龍舟之外，與氣候時節更接近的傳統習俗，就是中國婦女所發明的「佩戴香包」。

香包又稱為「容臭」，是漢族農家婦人開啟的時尚，後來流傳於民間的一種家庭手工藝。小小的綢布袋裡裝著辟芷、秋蘭等香料，外面有可愛的個人風格刺繡，佩戴在身上，可以驅蟲避邪、除體臭，為夏天的自己添加一股清爽的香氣。屈原在《離騷》裡也提到：「扈江籬與辟芷兮，紉秋蘭以為佩。」現今的香囊中多裝有雄黃、薰衣草、艾葉等香料，也是起著芳香避穢、驅逐蚊蟲的作用。

端午百蟲太惱人　香包趕蟲又避邪

孩子在學校或戶外被蚊子咬，造成身體奇癢不說，還可能引起皮膚紅腫過敏、身體發炎發燒，更擔心蚊子攜帶的病菌惹來登革熱等流行病的傳染。近年來以丁香、紫蘇葉、藿香、石菖蒲、薄荷、艾葉、金銀花和白芷等八種香氛中藥做成的「中藥防蚊香包」，是媽媽們擔心孩子的健康，在網路上瘋傳的香包配方。天然平價的中藥材裝在小棉袋裡，經濟又方便，大人小孩都愛用，更不會有防蚊噴劑化學成分 DDT 等對身體的危害。雖然不可能保證百分之百不被咬，但有總比沒有好。這些具有香氣的中藥材，本身都帶有較高的植物精油成分，容易隨溫度揮發，蚊子不喜此香氣，自然飛得遠遠地。

另一個應時應景的芳香中藥外用泡澡配方是「玫瑰佩蘭藥浴」。「佩蘭」辛能發散、香能祛穢，內服能清熱解暑、化濕健胃，更能止嘔，學中藥的人，想到端午，就會想到最經典的時節用藥「佩蘭」；「玫瑰」是女生的最愛，芳香解鬱、活血理氣，更能解癰腫毒；「蒼朮」祛濕治感冒；「荊芥穗」發汗解外邪。這四味藥其實都是可以內服的中藥，拿來外用泡澡，更是安全無虞。

「玫瑰佩蘭藥浴」適合「不汗族」容易中暑的女生使用，還有初夏盛行的流行性感冒、頭痛鼻塞、噁心嘔吐、食慾不振等現象，這些都屬於中醫「溫病」裡所談的暑溫、濕溫、伏暑的範疇。想要避免暑、濕、溫的困擾，也適合中藥防疫泡澡。與其等到中暑不舒服了，再來刮痧、吃藥，不如用泡澡的方式把身體調理好，正常地出汗，排除身體裡多餘的濕溫。

夏夜晚風輕輕吹　回到自然心自靜

這幾年因為人類對環境的破壞，氣候越來越極端，夏天比以前炎熱。煩躁時，我常想起唸研究所的某年夏天，因為一個實習計畫去台北三芝，跟農民們討論

如何建立一個健康快樂又自給自足的茭白筍農村社區。我是都市長大的孩子，記憶中除了學校教室裡沒冷氣吹以外，有空調的建築大樓已是常態。冷氣房小孩，一出門就害怕，怕熱怕流汗怕蚊子怕髒。結果到了三芝，我們這些皮膚白皙的研究生們被迫帶睡袋，累了就倒頭睡在廢棄的紅磚農舍裡。天黑了，哪裡也去不得，找到一、二條長板凳，三、四人蹲坐在小路旁的田埂上，搹報乘涼數星星。

我躺在長板凳上仰望烏黑的天際，感受著土地蒸發出來的熱氣往天空散去，胸中的悶熱也如一縷煙般地飄啊～飄走了。旁邊的同學們討論著八〇年代風風火火的布袋戲，如今大師凋零，傳統文化如何保持……。忽然有人離題驚呼：「我挖的這條好好吃喔！」「原來茭白筍真的可以連皮吃，好甜！」那些激昂的討論，比起現在孩子在冷氣房打電動的激動有過之而無不及。青年的理想，就只是想好好維護這塊土地的珍貴資源，包括最懷念的鄉土飲食，最熟悉的傳統文化。

走過二十、三十、四十，漸漸地瞭解了什麼叫「人親、土地親、大自然親」。在天熱不吹冷氣的時候，請感受一下皮膚毛孔是如何開合的——溫度高了，血管膨脹了，毛孔放大了，流出來的汗不是只會討厭地黏在身體上，而是愉快的帶走妳的熱度，散發在空氣裡。太陽（陽）下山、月亮（陰）出來了，地上的熱氣向天空流動，溫度也就降低了（陰陽平衡）。走在路上，夏夜晚風雖然仍帶有餘溫，但也輕輕巧巧地帶走白天的煩躁。我們把屋內一天二十四小時調成恆溫，那還有什麼意思呢？小孩的體質都變了，變得適應力弱，因而對溫度的變化十分敏感，以致容易皮膚過敏、鼻子過敏與氣喘。請歸還我們自己一個和大自然相同脈動的身體吧！

藥膳

端午節應景的粽子紛紛出爐，愛吃糯米的我總想甜的鹹的都嚐一點才滿意。糯米吃多了，胃總是不蘇胡。沒錯，因為糯米質地較硬且蒸熟後黏稠，若沒有細嚼慢嚥就吞下肚，很容易造成「食積」，也就是一般所講的「消化不良」，這可苦了妳的胃。吃多糯米的妳，記得清空一下胃，只要少吃一餐，胃就會舒服些了。但如果沒吃東西實在餓得緊，那麼護胃聖品「溫秋葵佐芝麻醬」，在濕熱的夏天裡，絕對是辦公室午餐的首選！自己在家準備輕鬆，隔天即可享用。

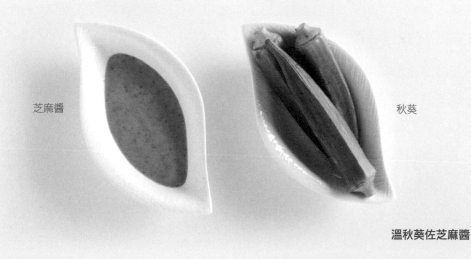

芝麻醬　　　　　　　　　　　　　　　　　秋葵

溫秋葵佐芝麻醬

溫秋葵佐芝麻醬

秋葵很妙，不僅對胃好，對女生來說還有著改善月經不調、通經、下乳，以及豐胸的功效，更可以減少慢性疲勞、提高免疫力。對男人也可強腎氣，堪稱是植物界的偉哥，美國人因此稱它為植物黃金。

秋葵黏液裡有黏蛋白，可以保護胃壁、促進胃液的分泌、改善消化不良，其成分還能降低血糖、降低膽固醇，對有慢性胃病者和「三高」者都很適合。秋葵豐富的維生素 A 更能明目，強大的維生素 C 也可美白，所以有的女生會把秋葵的黏液拿來敷臉，改善色斑。

食用秋葵最簡單的方式就是淺水蒸熟，這樣不僅不會煮過頭變色，且比入水川燙更能保持有效成分，因為整支入水煮會讓豐富的維生素 C 溶於水而流失過多。

只需前一晚將洗淨的新鮮秋葵裝在可微波的玻璃器皿裡冰起來，隔天上班直接拎到辦公室去。中午時間，打開蓋子加入約一公分高的水，直接微波兩分鐘即可（請視不同機器功率而調整），水分加熱後在玻璃器皿裡形成蒸汽，輕輕鬆鬆就把秋葵蒸熟了。

溫秋葵色澤鮮綠，爽脆可口，再淋上芝麻醬調味，就是上班族女性無負擔的健康午餐。性味微寒的秋葵趁溫吃，再加上溫性的芝麻醬，就沒有過於寒涼的後顧之憂了。若沒有芝麻醬可佐，日式瓶裝的味噌醬也不錯吃喔！

香氛

玫瑰佩蘭藥浴

當中暑症狀未起或初起的時候，可使用「玫瑰佩蘭藥浴」。

取玫瑰二十克、佩蘭三十克、蒼朮三十克、荊芥穗十五克，用未漂白的棉布袋紮好，放入浴缸流動的溫水中即可，可以考慮再加點海鹽（Sea salt）或瀉鹽（Epsom salt）軟化水質。藥浴的水不宜太熱，只要確認水溫比體溫略高，大約

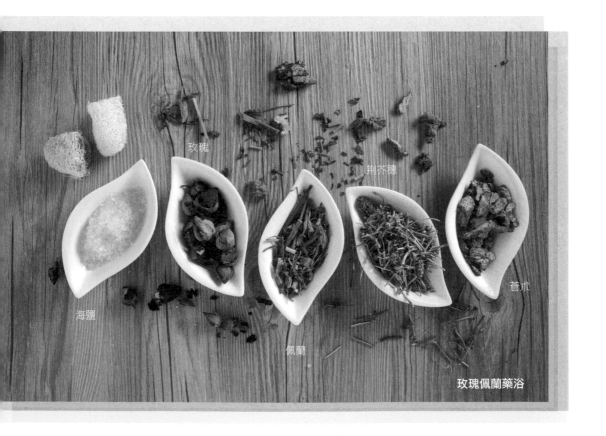

玫瑰

荊芥穗

海鹽

佩蘭

蒼朮

玫瑰佩蘭藥浴

攝氏三十七至三十九度為宜，淨身後就可以進入泡澡，以心臟在水面上的半身坐浴尤佳。大約只要十到十五分鐘，頭部及上半身就會開始微微出汗，再過五分鐘即可出浴。出浴後不需再用沐浴乳洗澡，用毛巾直接拍乾就好，這樣藥效會停留在皮膚上形成一道保護膜，防止病氣上身。

「玫瑰佩蘭藥浴」味道淡香，喜歡香氣濃郁的人，不妨先將藥材放在鍋內用熱水煮滾，再將藥湯連同藥包一起放入浴缸溫水中，這樣出浴後香氣會更濃。每週可用「玫瑰佩蘭藥浴」溫水泡澡兩至三次，容易中暑的女生將會發現生病的機率大大地減少！嫌泡澡麻煩的人，也可只泡腳，讓藥湯浸到膝蓋下方，泡腳約十五分鐘，身體微微出汗即可。

身體療癒

中暑刮痧

中暑最常見的處理方法就是刮痧。刮痧時使用按摩油或藥膏，更不傷皮膚。

● 中暑頭痛者，可刮印堂、太陽、攢竹穴等。每個穴位單方向向外刮痧，二到三公分長度即可。

● 中暑時肩頸僵硬不出汗，則刮頸部肩部，以向下和向外的方向梳刮為主。

● 中暑時噁心胃痛者，刮整條胸骨，向下單方向刮痧，以及輕刮胃部，一樣向下單方向。

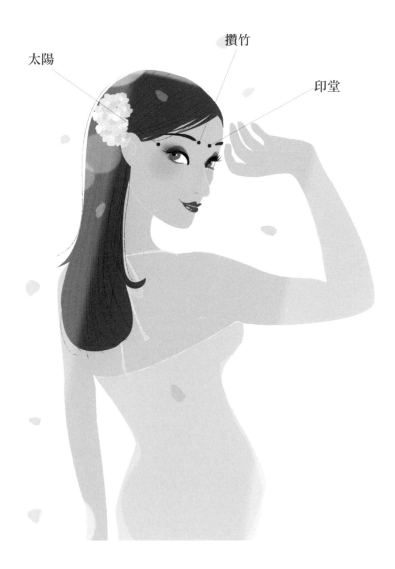

太陽
攢竹
印堂

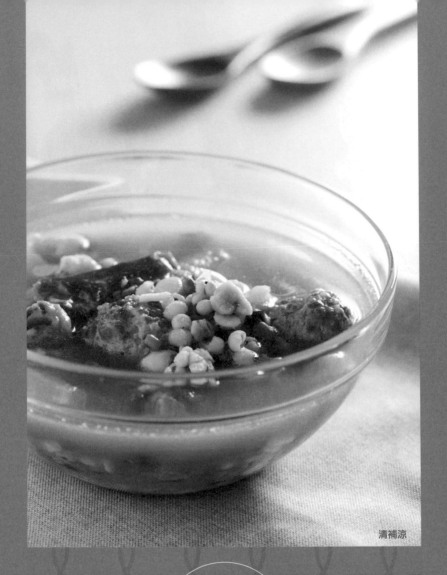

清補涼

夏至

06/20-06/22

日光最長的時間就是夏至了！白天時間變長，人們外出活動的時間也就更充裕啦，下班後朋友們不急著回家，在城市走走逛逛，或者到公園裡做些輕運動，生活彷彿變悠閒了。

傳統上每到夏至，中國人的家庭都會按習俗吃上一碗長麵。代表日光長長的長麵，就是提醒妳要體力充足，顧好了體力，也別忘了消暑氣。

夏至補陽氣　日光長長吃長麵

中國人講陰陽，也最重視預防醫學。夏至等於陽至，陽至再來就是陰生，最陽的時間過了，就要邁入陰了。凡事先防範於未病，而此時就要注意人體陽氣的充足和飽滿，才能健健康康地邁入屬陰的下半年，也就是培養陽氣以過秋冬的意思啦～

在體質上，女性相較於男性雖然劃分為陰，但也不能沒有陽氣，女性沒有了陽氣，人就會軟趴趴的沒有力氣，病懨懨地就不是美人兒了。東方醫學不講陰陽對立，而談陰陽和諧，以及如何保持陰陽平衡，外國人聽了總是滿頭霧水，畢竟離他們的文化太遙遠。簡單來說，女生也是有氣有血，氣屬陽的管轄範圍，血屬陰的管轄範圍，所以女生的體力、氣力，要靠陽氣來培養。健康的女性美，不外乎體質好不生病、皮膚光亮有彈性、身材好肢體靈活、臉部氣色佳、神采奕奕常有笑容，這些都是陽氣盛的表徵。陽氣盛的女生在社會上活動力強、工作有效率、人緣佳、比較不容易犯憂鬱。

要怎樣培養這個陽氣呢？該怎麼吃才好呢？千萬不要想歪了，可不是什麼採陰補陽，或者吃點小鮮肉啊，我這裡說的是真正的「食療」。

夏至想要補陽，就吃長麵（認真）。不要怕碳水化合物啦，這幾年有很多食物

都被汙名化了，其實天然食物都有好處，只要記得適量食用就好！要吃主食，蛋白質也要攝取，適度的碳水化合物可以補充體力和陽氣。因為夏天活動量較多，需要較多的體力，所以攝入足夠的卡路里和熱量，才能支持妳的身心活動，不必擔心過多的熱量停留體內會造成發胖。

另外，雖然夏日炎炎，美女最怕流汗，但是千萬別偷懶，多少還是得做些運動，除了可以增強耐力，還能夠讓氣血循環好、新陳代謝快。舊細胞凋亡新細胞再生，也是增強陽氣的方式。

熱天宜溫補　清補涼湯透清涼

若真的不想吃碳水化合物來補強陽氣，也可考慮藥女我調配的中藥養生茶「益氣飲」，不含咖啡因，沒有單寧酸，就可以提神補氣！

除了「益氣飲」可以補氣，我們在夏天吃的「清補涼」也是補氣食療喔！而不是字面上的清涼降火而已，道理就在於中藥宜補不宜傷。東方人總愛隨餐喝個湯，夏天的燉湯總不能沉重油膩，於是清熱去濕補氣的溫潤中藥食材，像是綠豆、山藥、蓮子、芡實、薏仁、百合、杏仁、紅棗，甚至加入沙參、玉竹、陳皮、龍眼和西瓜等，是夏日最佳湯品食材。

「清補涼」是「藥補不如食補」的最佳範例，放入瘦肉燉湯即成了老火湯，做成糖水又是另一道風味甜品。廣東、香港、海南島、澳門、越南等地，都可以見到這道補氣消暑的好湯，入境隨俗後，又發展出不同的異地風味，香港有香港的味道、越南有越南的風格，到了台灣，就變成夏日必吃的綠豆百合甜湯，講究的還加薏仁、蓮子，退火又補氣。

暴躁是心傷　火氣大要補元氣

夏天也容易火氣大，其實女生的「火氣大」，也不是要強「降火氣」，反而是因為傷了「心氣」，所以要把氣補起來才行。即將成為六月新娘的 Vivian，距離婚期越近，不安的情緒越來越大，火氣顯得更旺了。口乾舌燥、口角發炎、胸悶呼吸不順、晚上睡不好、兩側肩胛內側有痛點，怎麼按摩都不見效。

未婚夫輕聲細語安撫，花錢讓 Vivian 去做 SPA，再來一碗苦茶降火，無奈只舒服了一天就故態復萌，草食男已經完全沒招。我一把脈查看，發覺是心氣傷了，心氣虛浮造成虛火旺，自然情緒不佳睡不好，虛火上炎至口唇，上半身的痛點都集中在自己碰不到的心臟正後方。此時真的不宜降火，按摩也很難正中要害，因為傷的是心氣嘛！反而補一補氣，病痛自然消失不見。我之前介紹的「益氣飲」再加一點龍眼、紅棗、甘草，既補肺氣又養心氣，心氣一好晚上自然熟睡，白天起來心平氣和，胸悶背痛也悄悄地不見了。很推薦有婚前恐懼症、考試恐懼症、就業恐懼症的女生們使用。

最後再次提醒，夏日到來，人們宜調養精神，飲食也宜清淡。天熱食慾不佳，火炸的、油煎的很不好消化，此時涼拌、川燙的食物調理方式特別適合，像是越南料理的米紙春捲、魚露沾雞，搭配青木瓜沙拉，再來碗以洋蔥、牛骨熬煮的湯頭，加了九層塔、青蔥、大蔥、青辣椒等辛香料調味的越南河粉湯，真是美味極了！微溫不涼的食材，再利用辛香料開胃，讓人們吃飽了有氣力，渡過這一個汗流浹背的夏天！女生們，不要怕流汗，只要不是虛汗，不是盜汗，適度地汗出會讓妳的皮膚更美好！

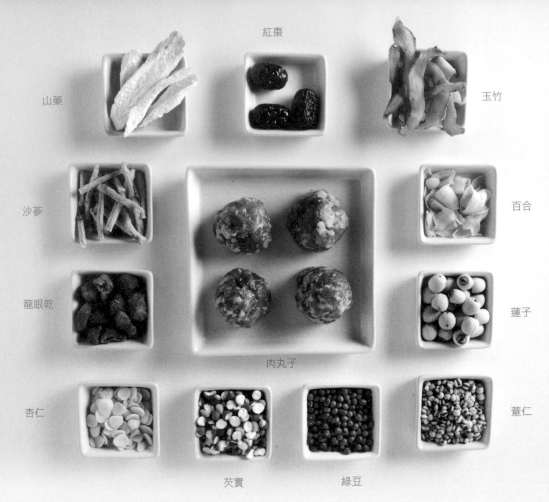

山藥　　　　　　　　　紅棗　　　　　　　　　　玉竹

沙蔘　　　　　　　　　　　　　　　　　　　　　百合

龍眼乾　　　　　　　　　　　　　　　　　　　　蓮子

肉丸子

杏仁　　　　　　　　　　　　　　　　　　　　　薏仁

茭實　　　　　　　綠豆

清補涼

藥膳

清補涼

綠豆十克、山藥三十克、蓮子二十克、茭實二十克、薏仁二十克、百合十克、杏仁十克、紅棗數枚，也可加入沙蔘十克、玉竹二十克、陳皮十克、龍眼二十克和西瓜二十克等，這麼熱鬧的陣仗可以全加，也可以去掉不喜歡的材料，用瘦肉三百克或適量肉丸子加水一千五百到一千八百西西同煮，時間不用長，約莫一小時即可。起鍋前加點鹽、白胡椒，就是夏日最佳湯品，補氣又養顏。

益氣飲

夏天容易煩躁，動不動就流汗覺得虛的女生們，不妨試試「益氣飲」。天氣過熱易汗出，汗出則陰傷，陰傷則煩躁。汗腺皮毛歸肺管，此時走肺經的黃耆，不但可以益氣養陽，還可以預防過汗、補虛健肺。

黃耆六克、枸杞三克、麥冬六克、西洋蔘三克，簡單洗淨後用淨水一千西西煮開。不想煮的人也可直接放入瓷杯中，用五百西西熱水悶約十分鐘即可享用，可繼續熱水回沖二、三次。黃耆益氣，枸杞養陰，麥冬滋潤，西洋蔘益陽，二陽搭配二陰，平衡的恰恰好。

大自然的中藥很神奇，常常具有雙向調整的作用，不出汗的女生們，飲用「益氣飲」會讓妳身體懂得適時排汗，體溫調節的很舒服。煩躁的女生可再加龍眼三克、紅棗三克、甘草三克以養心氣。

香氛

花草精華泡澡油

夏天是美容業的旺季，因為我們包藏已久的美手美腳美肩都要解放啦。忙碌的都會女子們，連約個 SPA 的時間都沒有，那麼一週三次的「花草精華泡澡油」泡澡，稍稍可以緩解愛美女性焦慮不安的心。泡澡前先洗淨身子，再進入浴盆浸浴約十五分鐘，也可同時用磨砂石或浮石去除手肘、腳底等處的硬皮，保證摸起來滑滑嫩嫩。

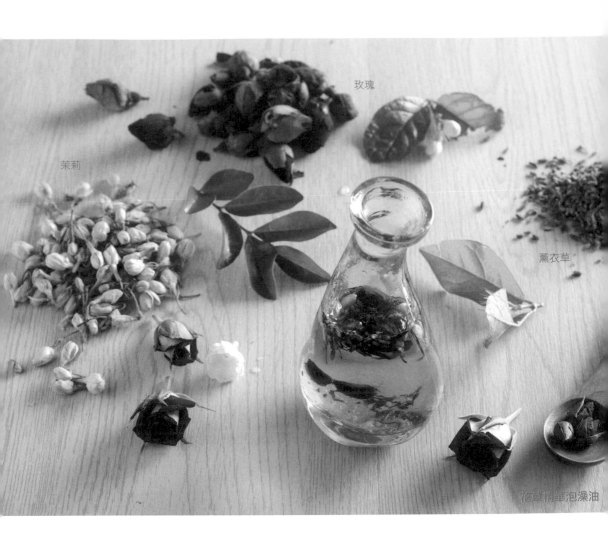

玫瑰

茉莉

薰衣草

花草精華泡澡油

準備乾燥的天然玫瑰、茉莉、薰衣草各約十克，直接將花草們浸入玻璃罐裝的五百西西荷荷芭油裡，蓋好瓶蓋，置於陰乾之處約一週，即可吸收花草精華。泡澡時只要將三十到六十西西泡澡油，加入流動的溫熱水中，就可以享受一個軟化角質、滋潤皮膚、消水腫、提升心情的香氛浴。

身體療癒

勞宮穴與湧泉穴

靜靜坐下，用大拇指重按手心勞宮穴約十秒，然後彈開，如此重複十數次，腳底的湧泉穴也是。勞宮與湧泉是消火氣的穴位，身體敏銳的人，立刻可以感到熱氣從手心和腳底蒸發，再配合張口吐幾口胸中熱氣，火氣跑了，人馬上清爽起來！

消火氣的赤腳散步

傍晚時分來到公園草地上，將鞋襪脫掉，用腳輕踩草地，一步一腳印。也可坐下來，用手拍草地，一手一掌印。徒手或赤腳接觸地面時，要有導流暑氣的意念，讓身體之氣下沈。用科學的方法解釋，就是進行正負離子交換。大自然是我們的老師，心存柔軟，自然有回應！

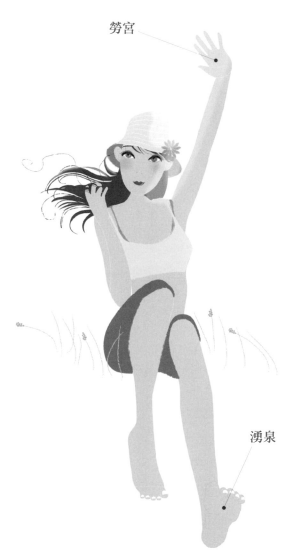

勞宮

湧泉

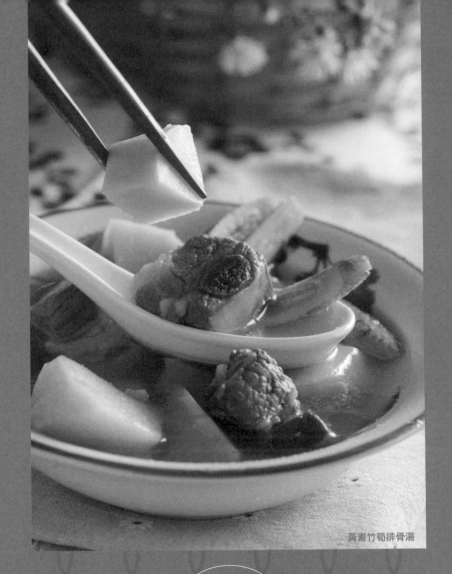

黃耆竹筍排骨湯

小暑

07/06-07/08

七月，終於放暑假啦！小時候家中三姐弟最期待暑假，可以無所事事趴在家裡看漫畫，躲在奶奶房間偷吹冷氣喝橙汁，真是一輩子難忘的小確幸！小暑更宣示著夏天、艷陽、海邊！小時候去海邊，哪怕是穿姐姐鬆垮的泳衣都開心死了，一下挖沙，一下跟海水賽跑，玩累了就賴在躺椅上吃冰棒，躺得肚凸腳開都無所謂，躺著躺著就睡著了，真是太幸福了啦～

愛美玻璃心　女性主義難解放

長大了可不能這樣啊！夏天就要穿迷妳裙、細肩帶，到海邊更肖想比基尼，問題是比基尼要露肚子，低頭一看，胸跟肚子一樣凸。退而求其次穿連身泳裝，手臂大腿還是得露！當女人真的很辛苦捏，夏天一到就要忙著減肥護膚。

女人們聚在一起最能引起共鳴的話題也是減肥。「本來就是啊！夏天要露的部位那麼多，像我的上手臂、我的大腿、我的腰，全部要減！」「啊～！我的皮膚好粗，要來磨皮去角質一下。」「討厭，太陽這麼大，一下子就曬黑了！」

每次在診間偷聽到外面候診的女人們吱吱喳喳，我就默默檢視自己的身材，晚上回家乖乖去腳皮，把露在外面的十根腳趾頭塗上指甲油，夏天一定要Macaron green（馬卡龍綠）或Tiffany blue（蒂芬尼藍）無誤！儘管如此，到了要出門的那一刻，還是沒有勇氣露，乖乖穿上娃娃鞋出門。

好吧！這本書讓我豁出去了，既然「減肥」是一個無法逃避的話題，我們就好好地說清楚講明白吧！我在十五年行醫生涯裡（菸～），接觸到上萬名的患者，女性佔四分之三，這裡面又有將近一半的女性，爽快的在第一次看診，害羞的在第二次看診就一定會問：「醫生，我身體想要變健康，那能不能順便減肥？」「醫生，我是想要調身體，那吃這個藥會不會變胖？」

好吧好吧！我承認，大家的「痛苦」就是我的「痛苦」，我這開朗女性也是會中年發福，每天洗完澡後也要花大約五分鐘「略感焦慮」啊！有天，在我東捏西揉的那一刻，我終於明白，這就是所有女性都會碰觸到的可怕議題，是大家共同的痛苦啊！女性主義那套「愛所有身體」的理論，根本來不及拯救我們的玻璃心，胖，一定要面對，一定要解決！但是該怎麼好好面對與解決呢？

減肥要認命　代謝變慢少吃點

以中醫師的觀點來說，過胖者減肥當然必要，因為很多疾病真的與肥胖呈正相關。但是不要弄錯順位，應該是要還沒變胖以前先預防變胖，「萬一」「真的」「不小心」變胖後，才考慮用健康的方法減肥。

首先必須確認，大多數肥胖絕對是「禍從口入」，吃太多、不忌口、貪吃，漸漸變胖以後才尖叫「我回不去了！！！」妳先冷靜想想，妳願不願意每天只吃三餐，每餐只吃七、八分飽？餐點份量以及卡路里控制絕對是減肥第一法！根據不同年紀、不同身高，網路上就可以查得到妳一天所需熱量是多少。

真心想減肥，提高新陳代謝是第二個方法。有氧運動、拉筋運動、耐力運動都可以任意搭配，每週至少要三到五小時的運動量。**熟女隨著年紀增加，新陳代謝率相對地逐年下降百分之一到二**，這句話大家一定要畫重點啊，不然會一直問：「咦？我吃得沒有以前多啊，為何還是變胖了？Orz……」答案很簡單，因為年輕時基礎代謝率高，吃的都會被轉化成熱量完整消耗掉。現在的妳若不想少吃，請考慮利用運動來消化多吃的食物。況且運動使妳的肌肉線條看起來更勻稱，脂肪只會讓妳看起來鬆垮垮且沒精神。

藥物控減肥是不得已的最後手段，若因為生病讓妳變胖，例如脾虛、體濕、腎

虛、氣瘀所造成的肥胖，才需要考慮使用中藥減肥。

撇開那些因為臟腑失調，例如糖尿病、甲狀腺機能低下等這些需要中醫師把脈、望聞問切的肥胖不談，若是一般正常女性要減「一點」肥，要從何處下手？根據我的觀察，最多女性肥胖的理由就是「吃多了撐著」，也就是中醫最常講的「氣虛」──多坐少動、身體易水腫、少曬太陽、睡眠不足。除了控制卡路里，妳可以選擇喝薑茶（不要加糖！）、肉桂紅茶（不要加糖！）、茴香茶（還可豐胸喔～），用這三種陽氣的中藥茶飲，取代桌上的奶茶甜品，試行一個月，妳會發現不僅體重掉了，精神體力也有改善！

護膚要上心　檸檬白米超好用

減肥之後也莫忘護膚。夏季的皮膚問題多在長痘痘、濕疹、汗疹和痱子。油份和濕度雖然是皮膚必需，因為沒油皮膚會乾皺，沒水皮膚會繃裂；但是過油和過濕，也會有痘痘、疹子等令人困擾的皮膚狀況。其實簡單的檸檬水、洗米水，對於臉部、身體都很好用喔！貴聳聳的保養品固然可以滿足我們的虛榮心，家裡現成的好食材也可以照顧我們的面子，千萬別錯過。比如洗米水不要丟棄，拿來敷臉最清爽，還可對付痘痘臉、痱子和汗疹，大人小孩使用都很安全。所謂「米美人美膚法」，就是將乳白色的洗米水取來塗抹於臉上，可重複塗抹幾次，靜待約五到十分鐘後會顯得緊繃，再用淨水沖洗即可。敷完的臉會顯得細緻滑嫩、毛孔變小！也可塗抹於背上、脖子上，或任何容易起疹子的地方。不煮飯沒有洗米？沒關係，只要取一匙白米泡水就可以取得洗米水囉。

洗米水之外，我也推薦「檸檬炸彈美膚法」，便宜又方便。夏天想要美美滴，不用花大錢，吃東西有節制，保養皮膚不偷懶，一定可以變「水水」。

105

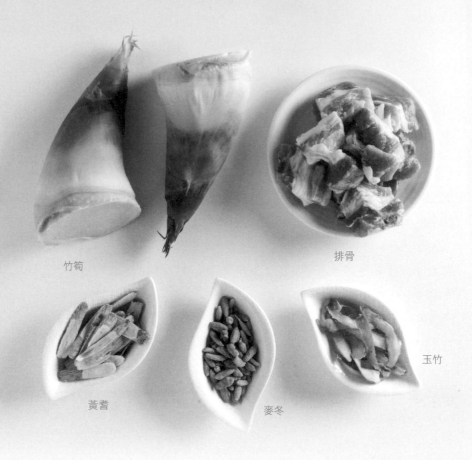

竹筍

排骨

黃耆

麥冬

玉竹

黃耆竹筍排骨湯

藥膳

黃耆竹筍排骨湯

減肥者的最佳食療，莫過於「黃耆竹筍排骨湯」了。台灣媽媽夏天常煮竹筍排骨湯，性味苦寒的竹筍有著香甜清爽的氣味，且有豐富的纖維，又消暑、解熱、利尿，此時再加入補氣的黃耆，可再隨意添一點消暑解渴的玉竹、麥冬、石斛，就是一道減肥良方！

香氛

檸檬炸彈美膚法

● 洗臉

取一顆檸檬洗淨對切，稍微用手掌一擠，擠出一些果汁和檸檬皮上的精油到溫水裡，然後再整顆投入洗臉盆。將乾淨的棉手帕或洗臉巾用檸檬水沾濕，然後用一點點力度分區拭擦全臉，最後再用溫水輕拍一下即可。簡單的檸檬水能美白、去角質、控油、縮毛孔、細緻皮膚紋理。此法適合在洗面乳洗臉之後，正常保養程序之前使用。更可以拿來對付容易出汗的前胸、後背和頸項處，以及任何容易出疹子的地方。

● 泡澡

也可用二、三顆檸檬如法炮製，投入浴缸做泡澡用，不僅可以加強皮膚的新陳代謝、去角質，還可以滋潤因為減肥而略顯乾巴巴的皮膚！

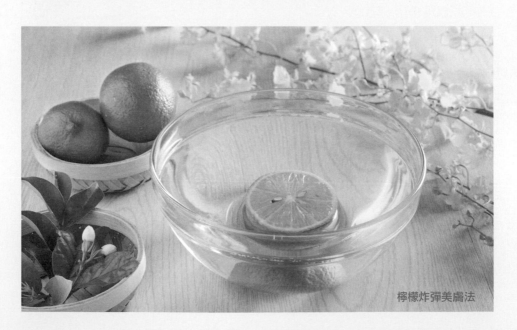

檸檬炸彈美膚法

身體療癒
檢測壓力的膻中穴

當人處於高壓狀態時，特別容易因為新陳代謝差而不自覺地變胖，皮膚狀況也容易變得不好，無法正常調節乾濕和油度，造成皮膚問題。

夏天很需要讓身體和皮膚的壓力隨熱蒸發，所以下班回家後，用洗米水敷臉時，可以將手背稍微拱起，用空掌的方式適度地拍打兩側腋窩的極泉穴，及上臂內側的青靈穴，砰砰砰地拍打數十下，再用一手的大拇指按摩兩胸間的膻中穴，向體內按入再旋轉按摩。通常脾氣太好或脾氣太不好或壓力太大的人，都會覺得膻中穴有瘀青的疼痛感，但是只要妳每天按摩幾分鐘，七天之後會發覺，似乎也沒那麼痛了。膻中穴是我們的壓力檢測站，有事沒事可以按按，可以活化我們的 T 腺體（體內的免疫細胞腺體），啟動免疫代謝機制，助夏日減肥，身體減壓。

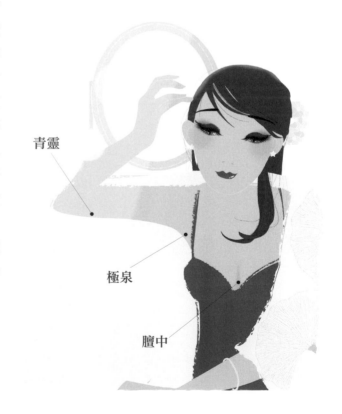

青靈

極泉

膻中

我的養生筆記

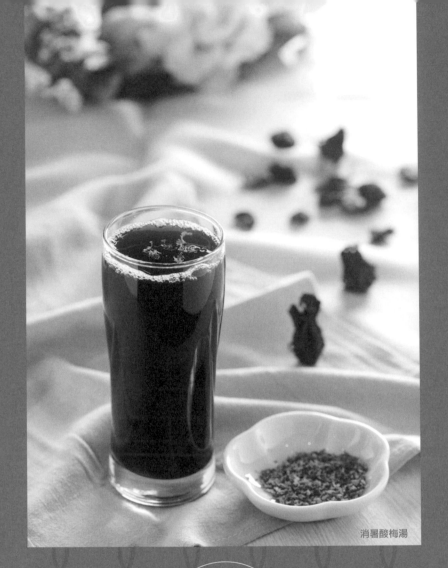
消暑酸梅湯

大暑

07/22-07/24

莎士比亞的《仲夏夜之夢》（A Midsummer Night's Dream），是一齣浪漫的愛情喜劇，森林裡的小精靈帕克偷偷扮演了愛神丘比特的角色，將三色菫的花水汁液滴在了森林裡年輕男女們的眼皮上，調皮地希望他們醒來後，能對第一眼見到的傢伙一見鍾情。

大暑赤燄燄　老樹梅湯最解熱

七月底屬大暑，在這麼炎熱的天氣裡，聽著莎翁在十六世紀寫下的愛情喜劇，想像著月光下的森林裡，發生這麼多有趣的事，為揮汗的夏天帶來些許涼意。有情人終成眷屬，沒愛上的也只好認定這就是仲夏一場夢。

只不過這麼熱的天，我更常常狐疑：熱死了，沒有冷氣的古時候，人們到底是怎麼活的？

我腦中浮現黑白畫面，在田裡工作的男女，日正當中搬個藤椅，躲到老樹下，享受一杯冰鎮酸梅湯配上鐵盒便當，吃飽了再睡個午覺消消暑。現代都市少有大樹，只有水泥叢林，也很難有悠閒午睡，如果有點時間，多半都快速鑽進百貨公司裡吹冷氣。

雖說沒有老樹、沒有悠閒的午睡，我們還有「酸梅湯」，但就連古時候的酸梅湯也大勝啊！在沒有冰箱的年代，一桶煮好的酸梅湯放入裝滿涼水的鐵盆裡，在溪邊就乾脆放入流水中，隔水冰鎮好喝極了，而不是加入冰塊稀釋了湯汁。所以各位美女們也要學起來，千萬別用冰塊毀了酸梅湯，而是要好好地、慢慢地讓它放涼再喝，冰箱出品的酸梅湯很傷胃啊！酸梅湯飯前開胃、飯後助消化、生津止渴、行氣散瘀、安神除煩，真是不可多得的保健飲料。

陽光毒辣辣　絲瓜水大勝 SK-II

內服的夏日涼飲製成了，怎麼可以少了外敷消暑的「阿嬤絲瓜水」呢？在沒有 SK-II 的古早年代，太陽曬得皮膚滾燙又粗糙，絲瓜水和蘆薈膠就是最天然的保養品，往臉上一敷，滾燙的皮膚瞬間舒涼。

絲瓜水是取絲瓜的藤蔓切開一個口，插入瓶中，經過至少一晝夜取得的汁液，所以又稱「絲瓜傷流液」。絲瓜水也稱美人水，素以美白保濕、抗老化著稱，可以控油及縮小毛孔，是物美價廉、CP 值超高的天然保養品。將新鮮的絲瓜水拍抹在臉上或曬過的肌膚上，皮膚鎮靜舒服了，紅腫或不適也就自然消失了。

蘆薈膠也可以新鮮現採。住在城市不一定能種絲瓜，但蘆薈是盆栽植物，充滿陽光的陽台或臨窗就能生長。選擇吉拉索蘆薈，也就是 Aloe Vera，是最好的天然美容保養品。只要摘一厚葉，用手剝開，就可見汁液流出，直接塗抹在臉上、手臂上，曬傷處可塗上厚厚一層，灼燒感不見了，皮膚很快就會降溫。

不喜歡絲瓜或蘆薈那股又菜又土的味道？沒關係，我也愛女生香香的。「仲夏花露水」是用新鮮或曬乾的香草製成，放在小瓶子裡隨身帶著，香噴噴又冰涼涼，用一條漂亮的手帕，噴些花露水繫在脖子上，既可愛又清香！也可以學法國人把香水往空中噴，用優雅的小跳步跳進香水裡，啊～好舒爽～

親愛的美人兒，夏天不要只喝珍珠奶茶，花錢養胖又傷胃，不如酸梅湯美容駐顏。大暑天揮汗如雨妝容都花了，用花露水手帕做裝飾點綴，既消暑又能細緻毛孔和保濕。病美人兒也不要錯過三伏貼，既簡單又方便，還可免了來年的醫藥費。女生的保養和身體的健康一定要做年度規劃，才好美個三百六十五天！

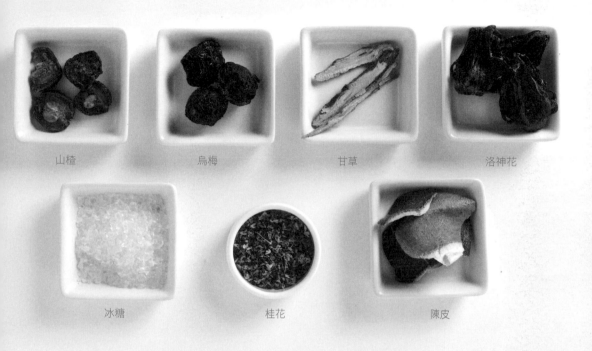

山楂　　　烏梅　　　甘草　　　洛神花

冰糖　　　桂花　　　陳皮

消暑酸梅湯

藥膳

消暑酸梅湯

烏梅六十克、山楂四十克、甘草二十克，依照三比二比一的比例，用滾水煮開，就成了原味酸梅湯。喜酸甜的可再加入洛神花二十克，喜香氣的就加桂花五克、陳皮五克。冰糖請適量，因為甘草本身已具甜味，不需再畫蛇添足。烏梅清熱解油膩、定心神止痛，還可以治咳、止瀉，甚至驅蟲。

香氛

仲夏花露水

將新鮮或乾燥的薄荷六克、菊花三克、薰衣草十二克、大青葉六克用淨水裝在玻璃瓶裡，置於陽光下曬一天，再移入室內陰涼處降溫，或使用冷水桶隔水降溫。花草植物的揮發性精油，經過陽光的轉換進入水中，形成細小的分子，可以輕易地附著在妳的皮膚上，起著調節毛孔縮小的作用。將此花水裝在小噴霧瓶裡，帶在皮包裡，需要的時候取出噴灑在臉上、耳後、頸項處，或身體四周，輕輕拍按在皮膚上，暑意全消。

另外，可將「仲夏花露水」裝在礦泉水瓶裡，準備一些小紙巾或小手帕，需要的時候用花露水沾濕，貼在脖子後面髮際線附近，小孩子也可以直接敷貼在額頭，馬上起著降溫鎮靜的作用。花露水中的花草精油成分，能潤澤肌膚、鎮靜保濕，安撫滾燙的身體。

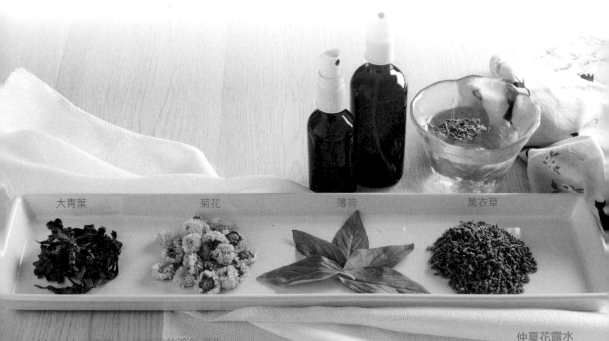

大青葉　　　　　菊花　　　　　薄荷　　　　　薰衣草

身體療癒

三伏貼

講了那麼多輕快的消暑方法，還是要回來談談嚴肅的夏天保養之道，「冬病夏治法」，也就是有名的「三伏貼」。

每到夏至，很多人都在談論要去做「三伏貼」。「伏天」指的是大暑前後，氣溫最高、最潮濕悶熱的這段時期。依照日曆選出初伏、中伏、末伏三個日子，做為「冬病夏治」的指定日期，利用中藥進行穴位敷貼，也就是「三伏貼」，也有人稱為「三伏天」。

「伏天」的「伏」，指的是「伏邪」，邪有「風、寒、暑、濕、燥、火」，大白話來說，冬天容易感冒患病，夏天中暑體力差，大人面有菜色，小兒氣喘過敏，就要降妖除魔，好好地鎮伏邪氣。以上這些人都是「三伏貼」保養的適用者，因為「三伏貼」主要關鍵是助陽，將人體體內的陽氣延長至一年有效，而不是只有夏天有效。

中藥外用穴位敷貼，是小孩子都可以接受的。在此建議一些女生通用的三伏貼穴位，若妳有更多不同的需求，建議找中醫師為妳診斷一下體質，選擇適合妳專屬的三伏貼吧。

● 過敏體質者

容易鼻子過敏，氣喘者，可以選擇神闕（肚臍）、太溪、委中、豐隆，可使用補腎的中藥藥劑。

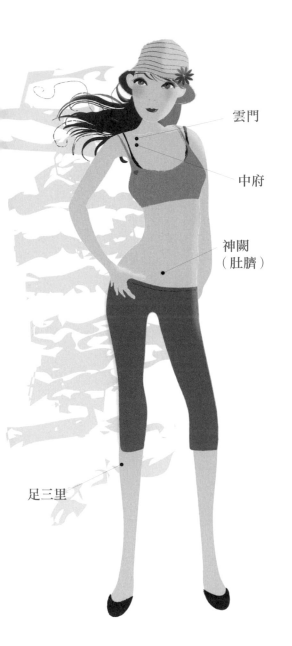

雲門

中府

神闕
（肚臍）

足三里

● **壓力族**

　容易緊張、腰酸背痛、肩頸僵硬者，可以選擇神闕（肚臍）、太沖、期門、三陰交，可使用疏肝的中藥藥劑。

● **亞健康者**

　別人咳嗽，妳就打噴嚏的易病體質，可以選擇神闕（肚臍）、足三里、雲門、中府（見左圖），將補氣的中藥藥劑敷貼於穴位上，用膠帶固定，每天換一次，連續七天。可貼初伏、中伏、末伏三回合。每次進行三伏貼前，請在手臂內側試貼四小時，若皮膚會痛癢或紅腫，表示有過敏現象即馬上停止進行，或換藥再試。

我的養生筆記

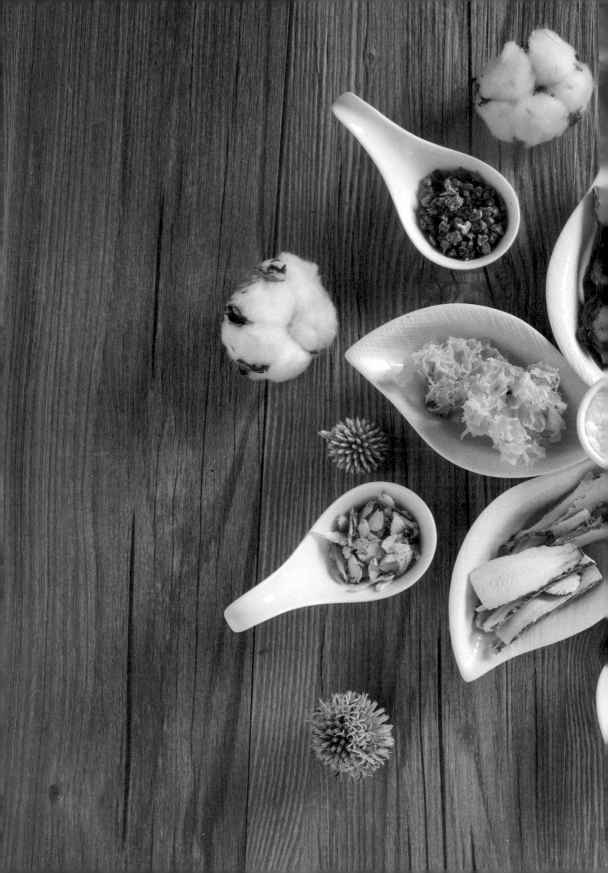

秋

秋日起，大地起風，雲都吹遠了。

這時節要需要滋潤，吃些白色、溫潤的食物，

安心安神又養肺。

秋日宜養肺，嬌貴的肺恰如天空白雲，需要好好愛著。

像過場的秋日，也預告年末的到來，

心氣浮動時就看天看雲，

把一年來所有的不愉快都放下。

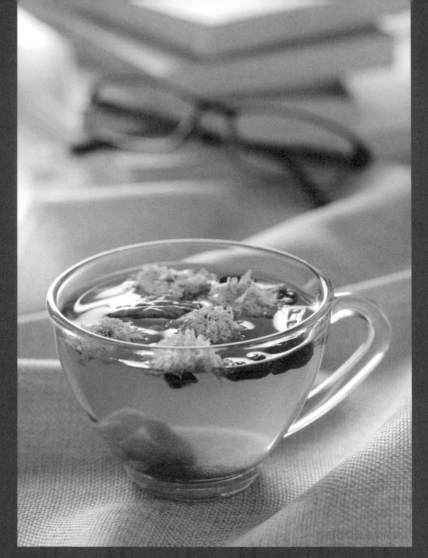

立秋

08/07-08/09

我最喜歡看開箱文了！無論是新潮的 3C 用品，女生的吹風機、洗臉機、臉部按摩器，到最新奇的保養品、彩妝，我都愛看！所以，我的書裡一定要有一篇開箱文～（大心）

──────── 我是分隔線，以下是開箱文 ────────

等待好久的郵差杯杯終於按了門鈴，遞給了我一件小巧的包裹。重量很輕，包裝得萬無一失，一打開來，哇～好多層泡泡紙啊！立馬加十分！打開後迫不及待使用，哇～我的天啊！傳說中的 XXX 還滿漂亮的，非常適合我的臉型，而且真的好用！我不應該等那麼久才下訂的，看到那麼多人的評價都是五顆星，我到底在猶豫什麼！它可以抗皺紋，包括魚尾紋、皺眉紋、抬頭紋；可以放鬆眼周肌肉，減少眼睛流目油，讓眼睛更大更明亮，不僅可以省下瞳孔放大片的錢，最重要的是它不、用、開、刀！不、用、打、針！不、用、吃、藥！

在此鄭重推薦四十以上熟女，這個錢千萬不可以省，絕對要花下去，那就是──老花眼鏡！

秋日明目　別抗拒老花眼鏡

我從小中度近視，二十八歲來美國後，常常晚上開車，度數和散光都增加了兩倍，直接升級為深度近視女。因為隱形眼鏡可以角膜變色、瞳孔放大，所以我每天都戴隱形眼鏡，拋棄式隱形眼鏡則是我的旅遊良伴。幾年前妹妹做了近視矯正雷射手術效果還不錯，但我的年紀已屆不惑，眼科醫生很有良心地建議：「手術做好不到幾年，妳可能還是需要戴閱讀眼鏡（也就是老花眼鏡的好聽稱呼）。」醫生都這麼說了，我又很卒仔膽小，當然是樂得把雷射手術的錢省下來啦～

可是醫生講的兩個重要提醒我倒是聽進去了，第一，老花再也不是老人的專利！現今社會由於大家都是電腦重度使用者，所以許多人不到三十歲已經眼球肌肉老化，出現老花現象。第二，有近視的人並不會因為老花眼而減輕度數，兩者並不會相抵。事情不是憨人想的這麼簡單！

從此，我開始了重度近視加老花的奇幻之旅。白天起床，睡飽飽的我一切都好，隱形眼鏡一戴，開車上路眼睛又明又亮，上班時患者們稱讚我眼神明亮，很有朝氣、很喜氣。然而一近傍晚夜幕低垂，我就開始感到日光燈閃閃爍爍，手機小字看不清，眼角泛著目油而不是淚光……

依中醫的理論來說，「目為精明／命門」、「肝開竅於目」，白天精神飽滿，臟腑陽氣足，所以目光視線好好的。等午後五至七點腎經巡行時刻，已算是入夜時分，身上的陽氣漸漸被耗損，靈魂之窗也跟著起霧。

經眼科醫師檢查後發現，我的近視度數完全沒變，於是在醫師建議下，訂了一副最輕淺度數的閱讀眼鏡（就老花眼鏡啦～）。這副眼鏡白天用不著，晚上加班或上臉書時，就在隱形眼鏡之外，加戴這副時髦漂亮且適合我臉型的閱讀眼鏡，我發現我不再皺眉頭（去皺），不再瞇瞇眼（去眼袋），不再因過度虐待我的眼球肌肉而流目油（明目），而且因為鏡片的放大鏡效果超強，我的眼睛更大了！別再抗拒老花眼鏡，我用親身經歷告訴妳，需要時就戴上真的很好滴！

秋菊護眼　花朵種籽入茶湯

配了眼鏡，我們還可以用食物讓眼睛更漂亮，畢竟我就是一枚愛漂亮的中醫師。坊間常見的枸杞菊花茶、龜苓膏、保肝丸、明目清等，不就是「顧目睭」的嗎？以下就介紹幾款適合三十到四十五歲輕熟女和熟女們的護眼良方。

枸杞石斛麥冬菊花飲，秋天絕佳的無咖啡因飲品。打字族可以當作延緩眼球老化的養生健康飲料；打電動練功的人更需要它才能百步穿楊。雖說是立秋，八月天氣仍熱得很，準備這樣一帖桌上飲品，陪伴妳的鍵盤生涯，既護目又解渴，也潤膚，還可抗衰老。

「決明子芝麻糊」也是棒棒滴！下午白日漫漫，總想吃點甜的醒一下。傳統芝麻糊再加一些決明子、鼠尾草籽（也就是俗稱的奇亞籽 Chia seed）、亞麻仁籽（Flaxseed），凡是種子類的多半都顧眼睛，因為有很強的抗氧化成分。

如果真的把眼睛操到幾乎罷工，那就得下重手了！若以上兩味搭配服用一個月後仍未見改善，老覺得眼睛疲勞、視物不清，眼神迷茫的四十熟女可以考慮「杞菊地黃丸」（又稱明目地黃丸）。市面上杞菊地黃丸品牌眾多，基本配方都是不變的：熟地黃、山茱萸、山藥、澤瀉、牡丹皮、茯苓、枸杞、菊花。這些藥草的組合意在調理腎肝脾三臟，三補三瀉使之平衡，再加上枸杞、菊花滋陰明目，非常適合前更年期和更年期熟女服用。

欲送秋波　瓜果蔬菜潤眼眸

除了把自己的眼睛調理好，很多媽媽也擔心小孩滑手機把眼睛滑壞了。整個八月都在放暑假，小孩特別慵懶，該有的運動沒有多，該看的電視沒有少，不該打的電動打得昏天暗地。我們小時候都做過眼睛健康操：「眼睛明，眼睛亮，身體像房屋，眼睛就是窗。」雖然是應付老師，多少也學了點「功課做多了要休息，要看遠方，要多看綠色，要按摩眼周」。偏偏如今的孩子絲毫不知視力的重要性，認為反正有隱形眼鏡和雷射手術，近視根本就無所謂。操煩的媽媽叫不動孩子，至少可以幫孩子多補充維生素 A，例如地瓜、南瓜、芝麻，以及芹菜、香菜、紅蘿蔔、海帶、玉米等護眼食材。

維生素 A 是脂溶性維他命，添加富含油脂的食材如肉類，或與蔬菜油等一起烹煮，吸收效果最好。另外動物內臟也富含維生素 A，坐月子時服用枸杞豬肝湯來養肝護目，是很有科學依據的。雖說維他命 A 現已做成藥丸方便吞服，還有那麼多茄紅素啊、抗氧化劑等有的沒有的顧眼睛健康食品，但是我還是得說一句：「天然的～尚好啦！」沒有人真心喜歡當外星人每天吞藥丸！

智慧女人的眼睛能說話，美麗女人的眼睛能放電，雖說割雙眼皮、開眼頭之類的微整手術能讓妳的眼睛變大變漂亮，但是眼神要明亮清澈，能穿透人心，是手術和化妝永遠達不到的境界。元朝王實甫的《西廂記》裡提到：「怎當他臨去秋波那一轉！便是鐵石人也意惹情牽。」這「臨去秋波」說盡了一個女人臨去的回眸，那依依不捨的樣子。這秋波，指的就是秋天的水波，拿來比喻眼睛明澈，一下子畫面都有了。

立秋是個乾燥的時節，眼睛屬陰，最怕乾燥，管眼睛的肝也很怕失去滋潤。趁此好好地保護一下靈魂之窗吧，讓妳的雙眼可以水潤潤地，大方地頻送秋波～

藥膳

枸杞石斛麥冬菊花飲

枸杞三到六克、石斛三克、麥冬三到六克、菊花一到二克，用冷水稍微沖洗後，將藥材直接放在杯中用五百西西熱水兌沖，蓋上杯蓋燜個十分鐘即可服用，放溫涼再喝也不錯喝喔！這些中藥材都是溫和的食材兼藥材，多喝也不怕。之所

枸杞

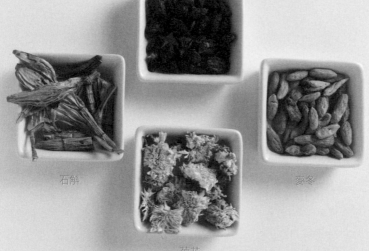

石斛

麥冬

菊花

枸杞石斛麥冬菊花飲

以寫的不是固定的克數，是因為這些藥材都會膨脹，所以杯子小的人就放少點，免得藥材吸收水分都喝不到藥飲了。藥飲喝完還可重複加熱水悶一下，直到沒味道為止。一天一帖即已足夠為妳的眼睛、皮膚加分。

溫馨提醒：花類的中藥材為保持形狀色澤漂亮，通常會有農藥殘留及薰硫磺的疑慮，因此請慎選沒有農藥的有機種植菊花。

決明子芝麻糊

將炒過的黑白芝麻各一百五十克和決明子五十克，一起用食物調理機研磨成粉，粗細不勻不要緊，反而會增加口感。調入糯米粉五十克，再加入鼠尾草籽五十克、亞麻仁籽五十克，總共為五百公克的份量混合均勻，裝入防潮玻璃罐中密封備用。想吃的時候，取一百克放於碗中，加入適量冷開水稍微攪拌呈糊狀，加蓋用微波爐加熱約一分鐘，再加一點溫水攪拌均勻，即可享受香濃護眼的「決明子芝麻糊」。覺得沒味道的朋友可加一些蜂蜜調味，香香甜甜好好吃。

香氛

香草明眸敷

選乾燥的菊花、金銀花、桑葉各約 二至三克，浸於溫熱水中使有效成分釋出。
將小毛巾或手帕放入沾濕再擰半乾，覆蓋於兩眼皮上溫敷約十分鐘 。眼睛容易
乾澀、視線模糊的女生可直接敷眼睛；眼睛容易紅腫、充血的女生可往上移動，
將小毛巾溫敷於眉毛及額頭處。每天晚上睡前溫敷眼睛，是最溫和的明目修復
模式。

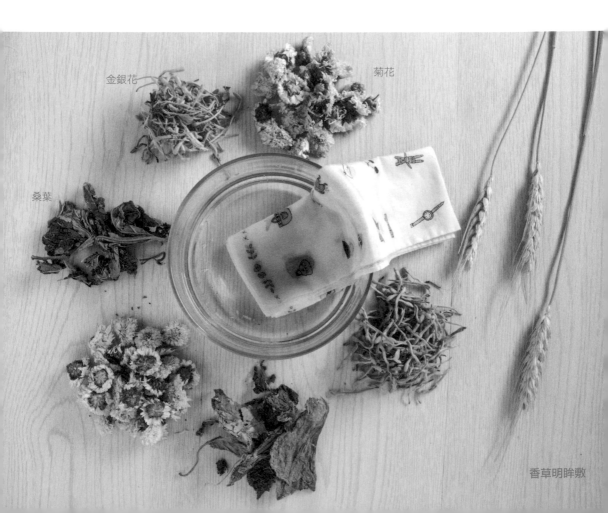

金銀花　　　　　　　　　菊花

桑葉

香草明眸敷

身體療癒

明眸按摩

眼周有很多穴位，早上睡飽了按都沒事，晚上下班回家一按就痠脹，表示妳的眼睛一天下來看電腦螢幕、滑手機、用力瞪人……真的很累了！精選幾個眼周穴位，包括睛明、魚腰、攢竹、童子髎、太陽，以及眼下的承泣，需要的時候用拇指、食指，或食指指節稍加自我按摩一番，每個穴位可垂直按壓約二到三秒，穴位處產生痠脹感時再放開，同穴位約重複三到五次，也可每個穴位輪流進行，這招可很快解除眼睛的不適喔！（按摩眼睛的時候，請不要還一邊看電腦好嗎！）

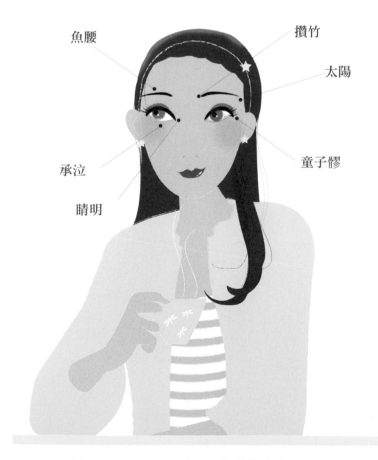

魚腰　　　　　　攢竹

太陽

承泣　　　　　　童子髎

睛明

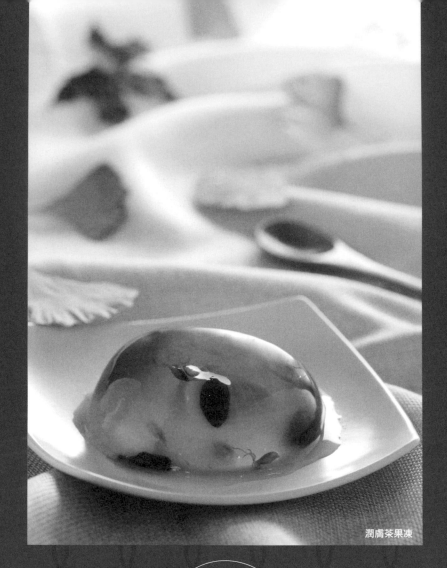

潤膚茶果凍

處暑

08/22-08/24

來到了八月底的節氣「處暑」，意味著這是夏天殘餘的最後一波熱浪，烈日當空的日子很快就要過去了（才怪）！每天開車的我總是左手比右手黑，街上的小姐們也是撐著傘帶著帽超怕曬。不同於夏天的濕熱，已經進入秋序的熱總是燥熱些，太陽也更辣些。

持續悶燒壓力　內風邪體內亂竄

季節交替時，大自然的氣溫和濕度變化較大，皮膚作為身體的第一關，要負責調節溫度和水份，皮膚薄、微血管細的女生們，此時皮膚的工作量特別大，特別容易有皮膚失調的狀況。如果此時又遇上工作、生活上的壓力，皮膚就會給妳表態抗議！

我有位小美女患者嘉嘉，她是典型的白富美，身高一六七公分，體重大約五十二公斤，高挑顯瘦的身材，加上一頭長髮，說話嬌滴滴又有禮貌，真是人見人愛。她不只外貌美，還是名校留學生，每當有小小的身體困擾，學校西醫又幫不上忙，就急忙往我這裡跑。她常常嬌氣地說：「醫生～我又要來找妳了，怎麼辦～我的身體又怪怪的了！」

手腳容易冰冷的嘉嘉，在大熱天遇到的問題不是便秘、不是失眠，而是最讓女生抓狂的皮膚過敏！二十二歲的小女生紅疹子發作才一天就慌了，去中藥行的堂醫抓了一大帖清熱去濕解毒的中藥煮來喝，又苦又不見效。家人在中國心急如焚，微信叮嚀響，一下子是媽媽要她買皮膚血毒丸，一下子是爸爸叫她做脾胃去濕的瘦肉燉湯。

我細看她的臉，查問了幾個問題，大約心裡有個底。剛經過畢業考的嘉嘉，不只順利從學校畢業，還申請好幾所研究所。為了考試、申請學校，她連續熬夜

好幾個晚上，身體已經不勝負荷，加上未知的新課程、新班級即將開始，一切雖是那麼的令人期待，卻也帶來不少壓力。儘管她三餐正常，補眠也沒問題，臉上的紅疹依然動也不動，沒有退散的跡象。嘉嘉臉上的紅疹，細小色紅卻不癢，只集中在兩頰，身體其他部位都沒有。這已是第二次發作，上次發疹子也正是課業考試最緊張的時候。

問題都出在壓力啊。壓力在中醫裡可歸類為內風邪，內風邪若無順利地出口，會在身體裡走竄造成疼痛、血壓升高，睡不穩，皮膚搔癢起疹。反過來解釋，容易因壓力而起疹的女生，多數都屬於敏感性肌膚，皮膚很薄，隱約見得到微血管，化起妝來很輕透漂亮，但許多保養品也都會引起她的皮膚紅腫過敏，多半休息一陣子就好了，不到需要皮膚科治療的程度。但很多人都忽略壓力帶來的影響，不斷透支，皮膚疹就是身體發出警訊，叫妳別再過度燃燒了。

許多牛皮癬、異位性皮膚炎、玫瑰疹、濕疹的患者都會與我分享，這些皮膚的狀況常常在壓力下最容易惡化，心情好的時候就消失的無影無蹤。嘉嘉的紅疹正是這類的問題：心理壓力加上身體的免疫低下，使得體內風邪有機可乘，偏偏發作在妳最在意的皮膚上。

我總是鼓勵成熟的患者往好處想，這代表身體在警告妳：「好好面對壓力源！」是搬家水土不服嗎？換工作嗎？家人吵架？金錢壓力？壓力性紅疹有些會發癢，有些則不；有人發作在臉上，也有人發作在脖子上、胸腹部，或者手腳四肢，細細小小的，密密麻麻集中一起。

不想服用西藥如類固醇的妳，可以請中醫師辨證論治開立中藥，看是體質濕熱引起還是單純風邪作祟，但也要記得解除和面對壓力源，病情會好得很快，且下次再發作時也比較有恃無恐可以從容處理。

中藥小明星　便宜芳香又有效

雖然已經提醒嘉嘉要面對壓力源，但她畢竟年輕又愛漂亮，仍然不斷跳針追問：「醫生我會不會好？我不會變醜吧？」我瞬間理解，怎麼勸她放鬆都沒有用，讓她好起來最重要！因為「愛漂亮」就是她的壓力源，加上學生的天命就是「考試」，這個壓力源也很難解！只好用更多外力措施了。

於是我不只開消風邪的溫和中藥、滋潤鎮定皮膚的「潤膚茶」，還加上外用的「荊芥穗薰衣草藥浴包」讓嘉嘉泡腳調理。消疹的包括消風散、升麻葛根湯、玉屏風散、逍遙散、柴胡疏肝湯等，這些都是耳熟能詳的中藥方劑，可別自己亂買，一定要請中醫師開立適合妳體質的藥劑。

潤膚茶能美容、美白、潤澤皮膚，還可以給體內適度水份，促進皮膚再生活化。潤膚茶可以每天喝，還能做成果凍，當甜點享用。荊芥穗薰衣草藥浴更是我很喜歡的香氛藥材，香氣濃郁，光聞著都幸福，壓力隨著香香的熱氣消散。嘉嘉回家後喝了茶、泡了腳，疹子狀況很快就改善，病源、病情同時消失，真是小香立大功啊。

雖然嘉嘉很快就好了，但下次壓力一來，又會起疹子，也會怪罪到「敏感性肌膚」上，但只要好好照顧身體、處理壓力，都可以有很明顯的改善，甚至痊癒。請不要在買化妝品或保養品時才想起「敏感性肌膚」這幾個字，日常生活裡就應該好好照顧肌膚呀。

另一位稍微年長的患者玉容，壓力疹也常發作。她對疹子很有經驗，也比較鎮定，很清楚自己是敏感性肌膚，只要作息不正常，一有狀況或壓力，或是錯用過多化學添加物的護膚產品，馬上會顯現在皮膚上。她花些心思把身體調理好，皮膚狀況也變好了，可以開心地外出吹風曬太陽，游泳或流汗也不再發癢。

中藥界裡有很多不為人知的小明星，價格不貴，可以內服，更可以安心地外用來泡澡、泡腳，甚至當作化妝水、去斑精華液、面膜……。親愛的姐姐妹妹們，雖然名牌保養品真的好誘人，但是能夠自己動手調製面膜、泡澡包，不只充滿趣味，還是真正實用呀！且讓我們地老天荒地美下去吧！

藥膳

潤膚茶

玉竹三克、生麥芽二克、龍眼六克、枸杞三克、紅棗二到三枚。玉竹滋陰潤燥，向來是美顏聖品，可以煮湯泡茶，淡淡的味道接受度很高。生麥芽疏肝行氣，可以減壓；龍眼香甜，向來是女生的最愛；枸杞、紅棗養陰補血，添加風味。這道潤膚茶可以美容、潤澤皮膚，給予體內適度的水分，還有促進皮膚活化、細緻毛孔的作用。將以上藥材加入三百到五百西西熱水浸泡約五到十分鐘即可享用，每天都可以喝。也可以作成果凍，可愛又好吃。

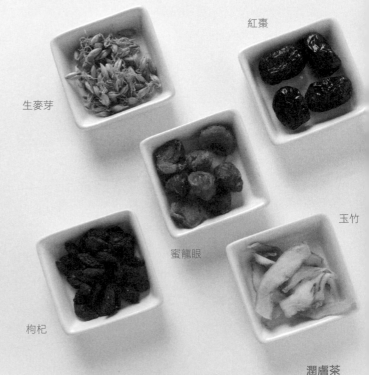

紅棗

生麥芽

玉竹

蜜龍眼

枸杞

潤膚茶

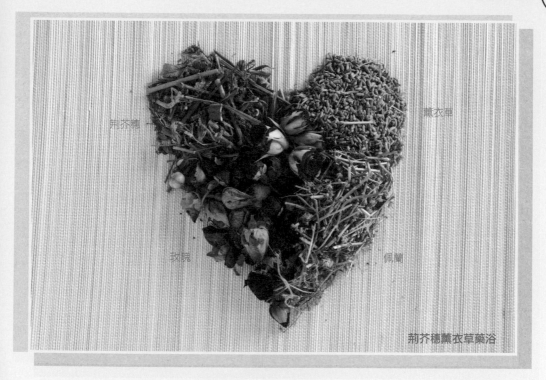

荊芥穗

薰衣草

玫瑰

佩蘭

荊芥穗薰衣草藥浴

香氛

荊芥穗薰衣草藥浴

荊芥穗、薰衣草、玫瑰、佩蘭,以上四味中藥混合起來香味撲鼻,是女生很喜歡的花草味喔!每樣大約取十克,總共四十克就有一大包,用棉布或不織布包在一起投入溫水中,泡腳泡澡都能發揮功效。荊芥穗能發汗、散風濕、清頭目、透疹消瘡;薰衣草本身就是清潔的藥草,也能發汗、疏肝風、去濕;紅玫瑰美容理氣;佩蘭芳香去穢。這帖藥浴非常清香,既解決皮膚小毛病,也讓心情變好。

身體療癒

我是一隻小毛驢姿

小毛驢姿聽起來是不是很可愛？小毛驢姿是很好的內臟紓壓瑜伽，因為皮膚的調節是由內而外的，從內臟紓壓著手，自然可使皮膚呈現能屈能伸的狀態。

四肢著地跪姿，手掌膝蓋觸地，然後調整一下身體，讓重量平均落在手腳的四個點上。下巴抬高，手伸直，腰朝地板方向下沈，臀部自然上翹，然後我們就來搖屁股，搖鬆整個骨盆。只要四肢不動，搖臀晃腦都可以放鬆整條脊椎，讓體內五臟六腑紓壓。

（一）跪姿，手伸直，重量
平均落在手掌與膝蓋
的四個點上。

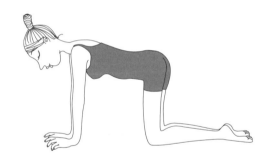

（二）下巴抬高，腰朝下沉，
臀部上翹，開始搖屁股。

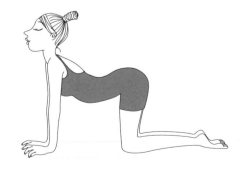

我的養生筆記

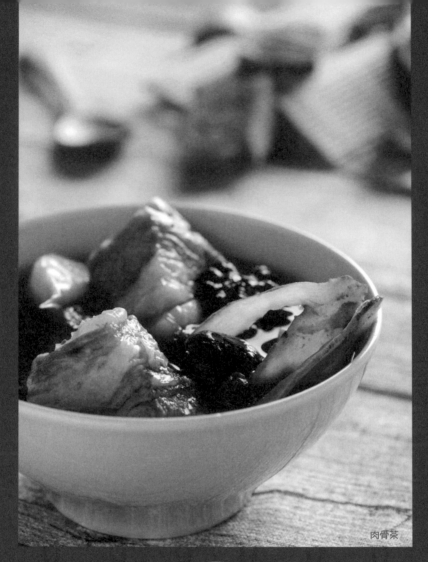

肉骨茶

白露

09/07-09/09

在北國的此時，涼爽的風吹進了草原，小麥田裡的鳥兒已經在土地上尋覓過冬的糧食。唯有南方仍然炎熱，人們揮汗地問著，今年的最後一個颱風會來嗎？怎麼雨仍時下時停？

白露天邊起　天乾物燥人心浮

白露以後，天氣會越來越乾燥。即便是下雨的南國，一旦雨停，風一吹又瞬間乾爽，人們口唇鼻都比較容易乾裂脫皮，甚至流血，小孩的狀況會更加明顯。患有哮喘或皮膚過敏的朋友也要特別上心，乾燥的天氣對肺與皮膚不利，此時吃辣很不妙，容易上火的食物都不適合。喜歡吃海鮮的朋友也要特別注意，海鮮生冷過寒容易令脾胃不適。這時候要人忌口有點殘忍，涼風一吹，就特別想吃火鍋，麻辣鍋更讓人忍不住就衝了，更別提九月中旬是大閘蟹產季，香甜的柿子也上市了……，好吃的東西這麼多，真難忍啊，我只能小聲提醒：「好吃的食物，吃個半飽更能回味，千萬別貪吃過量。」還有一個重要提醒，就是農民曆背面都會強調的，海鮮跟柿子千萬別混著吃，以免傷了肺脾胃，食物中毒就樂極生悲。

除了食物要注意，這乾燥的季節，就讓我們講講「燥」的代表：「甲狀腺機能亢進」。「甲狀腺機能亢進」簡稱為「甲亢」，屬內分泌異常疾病，常常有家族病史，易隔代遺傳，十到二十幾歲的年輕女性最容易發病，當然其他年齡、性別也不少有。甲亢的症狀常常讓患者非常煩惱，也讓身邊的人三條線──甲亢女易出汗卻又常常手腳冰冷；手腳動作很快卻又容易磕磕撞撞；腦子和嘴巴常常超速講個不停，典型的人來瘋卻會在回家後瞬間沒電。

甲亢女最怕「燥」，「燥」的感覺就是體內水分不夠用，有一種乾涸了的燃燒感，是會煩躁且不舒服的，完全符合中醫認定的甲亢多屬「肝腎陰虛」的毛病。「肝

腎陰虛」講的是身體本來最需要水份的肝臟和腎臟，呈現陰液耗損，無法自動補充的情況，這本來是屬於老年人的專利啊！無奈甲狀腺機能亢進，的確就是指本來要一輩子慢慢用的甲狀腺激素，卻被身體提早使用過多，導致後續無力，也就慢慢乾涸了。乾涸後的燃燒感，也就是我們常說的「陰虛火旺」。

請注意，「火氣大」和「陰虛火旺」絕對是兩回事。火氣大的人容易多汗、口臭、便秘，多半是身體壯實的年青小夥子居多，而「陰虛火旺」則是甲亢女的標準毛病。以流汗來說，甲亢女夏天容易流汗，秋冬卻是手腳和腋下飆虛汗；以消化來說，甲亢女吃很多卻代謝超快不會便秘，有時甚至容易腸胃興奮一天廁所兩三次；甲亢女通常都瘦，若是胖的也會因為代謝失常漸漸變瘦（這真是令人髮指的副作用啊！）；陰虛還有一個特色就是睡眠品質不佳，甲亢女越夜越美麗，明明身體累癱了卻無法入睡，夜深了，腦子裡卻還不斷反覆思考工作的種種，創意不斷。

我的同事中醫遇過幾個甲亢女後說：「甲亢女是公司最耐操的員工。」這話一點也不假。每個公司的領導階層都需要一兩隻甲亢女，她們上班時精神抖擻，一有舞台即口若懸河越講越嗨。她們非常願意身先士卒，戰到最後一刻發低燒了才不甘不願回家躺平。

陰虛甲亢女　放空睡飽才鎮定

「陰虛」的狀況很容易惡性循環，所以甲亢女的調理第一條，就是需要「睡美人時間」。每日充足的睡眠非常重要，睡前要清空頭腦才好入睡，不管妳的需求是睡幾小時，睡到自然醒就會元氣滿滿，不會因為手腳發抖不協調而撞到桌角椅腳。甲亢女更需要「放空日」，週休兩天雖然不是為甲亢女所設計，但是她們絕對需要嚴格遵守！工作了五天，週末請調養生息，出去戶外走走。工作

了半年，也需要搭船搭飛機去異地旅行換空氣，因為只要仍然蹲在自己的城市裡，就不易轉換成休假模式。肝腎陰虛真的很需要新鮮的空氣（潤肺）、泥土（培脾）、水氣（養腎）和綠意（調肝），讓大自然幫甲亢女調養。

那麼像隻鬥牛般的上班時間怎麼辦？若沒有水氣和綠意，也請妳使用藥膳燉湯來養腎和調肝。口若懸河滔滔不絕固然可以當上社區主委，但也可能話太快太多得罪同事鄰居。讓我為甲亢女燉一些好喝的藥膳燉湯，補充一下耗損的體力；再來一份「七葉香」，做成小小香囊隨身聞香調息，可以調節呼吸頻率，在家也能放在枕頭旁幫助腦子放空，減少吃安眠藥的機會。

甲亢不是火氣大　日常六禁別降火

除了調養要注意甲亢不是火氣大，而是陰虛，火是虛火，所以甲亢女千萬別降火，否則身體裡僅剩的星星之火都被澆熄而元氣耗盡。甲亢女需要滋陰，體內的陰液被滋生了，虛火會自降。甲亢女切記「日常六禁」，也就是民間想到降火常用的食療：No 綠豆湯、No 青草茶、 No 苦茶、No 黃蓮、No 任何瓜（西瓜香瓜哈密瓜苦瓜等）、No 薏仁 。偶爾小小吃這些寒涼之物滿足口慾無妨，可是拿這些來幫甲亢女降火絕對不通反而傷身。

那麼要如何滋補陰液降虛火呢？可以考慮藥膳食療，比如夏秋可煮冬瓜山藥排骨湯，冬春可熬肉骨茶。甲亢的人愛吃美食，也需要吃好的補體力，才能忙歸忙、睡照睡，所以燉湯最適合了。

在其他的食材取用上，要避免食用過多的碘，如海帶和海藻等就存在較高的碘，易刺激甲狀腺分泌過多更加耗損。接受西藥治療的甲亢女也要定期向醫生報到回診，以免甲亢藥物治療過頭變成甲狀腺功能低下。甲狀腺功能亢進或低下都

是內分泌、荷爾蒙的不平衡，這不是簡單的趕盡殺絕，而是要追求平衡。過於緊張的生活方式、緊繃的身心情緒，都易誘發病情，造成分泌不平衡，對於治療更是不利。透過飲食調養和中草藥的補充，可紓緩甲亢造成的身心不適，讓內分泌回到平衡點。甲亢是能恢復正常的，並非一輩子都好不了的不治之症。

我身邊有許多的甲亢女，從家族到朋友隨意一數就有十幾位以上，分別從年輕到中年的不同時間點被診斷出甲亢，經過適當的調養也多數都恢復平衡。細究其情，竟多數是在壓力指數較高的人生轉捩點上爆發的，包括聯考、離家、離婚，與親人生死訣別等。我大學時期好友咪小姐近日也被診斷出甲亢，平常看她當個作家，以為風花雪月，讓人羨慕，直到她得了甲亢才知道作家生涯也很辛苦啊。

甲亢女不一定會粗脖子突眼睛，但就是情緒很容易激動，歡樂的時候特別歡樂，看到動人的廣告時哭點也很低。請不要找甲亢女吵架，因為她說話很衝、聲音很大，甚至會激動得雙手發抖，但她們是無意的，每次說完就後悔，卻又控制不了自己。我真想溫柔地跟身邊的甲亢女輕輕說一句：「請別眼睛大肚子小，什麼都想做。不做不會死好嗎？妳不要再ㄍㄧㄥ了！」

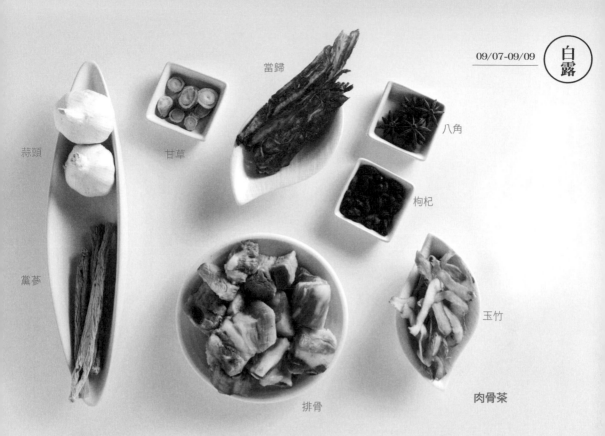

蒜頭

甘草

當歸

八角

枸杞

黨蓼

玉竹

排骨

肉骨茶

藥膳

肉骨茶

流行於東南亞的肉骨茶並不是茶，而是一道熱騰騰的藥膳補湯。背後流傳著一個令人動容的故事。相傳某個略懂中藥的礦場老闆，因為疼惜在陰暗濕冷礦坑裡工作的礦工們，於是為他們研究出這道滋補燉品。幾味中藥材加入豬骨用大鍋子一煮，香味四溢！內有當歸、玉竹、枸杞、黨蓼、八角、甘草，以及整顆蒜頭。前三種藥材滋陰，後四種食材補氣，搭配排骨燉煮出來的肉骨茶，正巧是甲亢女需要的補品。兩人份的肉骨茶，需要的是排骨約五百克切塊，當歸十八克、玉竹三十克、枸杞十二克、黨蓼三十克、八角六克、甘草六克，以及蒜頭兩整顆（不是兩小瓣）。中藥先燉湯底，另排骨川燙後入鍋與中藥及蒜頭同煮，約四十分鐘到一個小時，即可加鹽享用。

冬瓜山藥排骨湯

非常簡單的補品。新鮮冬瓜、山藥切塊與排骨一同燉煮，加入適量的薑及鹽即可提升湯品的滋味。還可加干貝、小蝦、腐皮。這是一道補脾腎潤肺的湯品，還可美容養顏，適合夏秋時節甲亢女滋陰補氣。

金針竹笙枸杞燉雞湯

金針花對於煩躁緊張的人有安心神的功效；竹笙很適合腦力工作者及容易失眠的人；枸杞滋陰美容養肝腎。以上食材加入燉好的鮮雞湯，喜歡海味的還可加入也屬滋陰之材的干貝，湯頭更甜了！

紅棗牛奶燕窩

甲亢女易耗氣傷津，皮膚容易乾燥，口唇也易乾紅腫好像要破皮。燕窩加紅棗隔水燉煮，使用傳統電鍋更安全省火。等到燉煮熟爛之後，再加入一大湯匙牛奶，一道完整的滋陰美容宮廷甜品就這麼誕生了，不用加糖就已經非常好喝。

冰糖蓮子雪蛤

雪蛤是滋陰聖品，可惜比較腥，需要小心處理，加入薑汁是很好的選擇，既去腥又中和寒涼之性。蓮子滋補脾胃，與雪蛤同燉煮需要較久時間才會熟爛。喜歡豆漿的人加豆漿，喜歡牛奶的加牛奶，味道都不錯喔！

香氛

七葉香囊

玫瑰、薰衣草、茉莉花、檀香、藿香、艾葉、紫蘇葉，每樣抓個三到五克，可以裝成小小香囊帶在身邊，隨時助妳深呼吸調整急促的氣息，也能置於枕邊，幫助睡前放鬆。

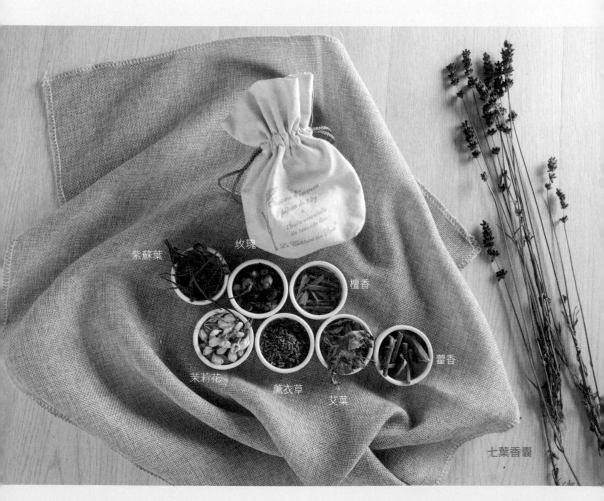

紫蘇葉　玫瑰　檀香　茉莉花　薰衣草　艾葉　藿香　七葉香囊

身體療癒

可平心靜氣的勞宮穴、內關穴

心情容易激動的女人或甲亢女，一急起來一顆心砰砰跳的不蘇胡，可以用一隻手大拇指重按另一隻手的勞宮或內關穴，按下去三秒鐘才放手，重複幾次施壓，可平復激動的心情，降低心跳。另一招也很有效，閉起眼皮，用兩手指直接壓上眼皮，包括眼球也要感到壓力，此招可以止心悸。

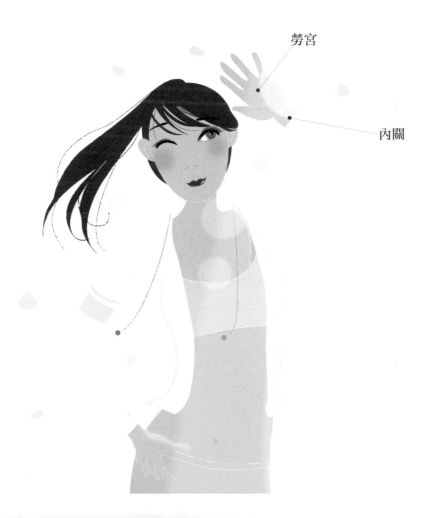

勞宮

內關

我的養生筆記

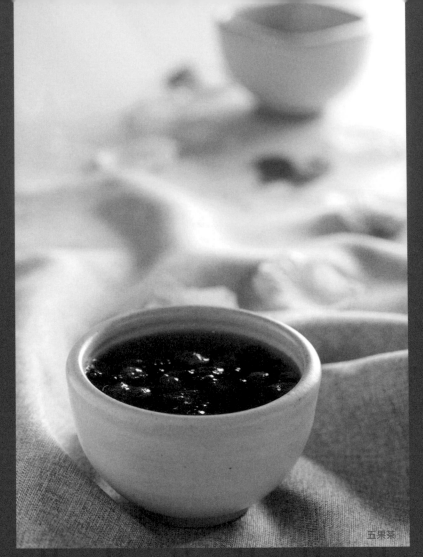

五果茶

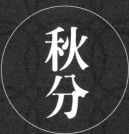

秋分

09/22-09/24

入秋了，越來越冷，好想吃火鍋！吃燒烤！吃烤鴨啊！可是好怕胖！

六十五公斤以下的瘦子看這裡！我知道妳心中有一股澎派的愛，那確實是真愛，妳極度渴望它，卻常常灰心放棄；妳願意付出時間，精力，金錢，卻常常有去無回；妳一輩子都會惦記著它，啊！我要我的瘦，我恨我的肉……

入秋代謝慢　萬惡火鍋千萬別

世界上想減肥的女人加起來應該可以繞地球一萬圈了吧。每年總會有一、兩次，像是夏天來臨前，或秋天來了想吃火鍋時，身邊就會出現成群想用偷懶法減肥的女人，每個人都想躺在那裡就變瘦，願意花大把的錢進行減肥！她們老是抱怨：「我以前餓一餐就會變瘦，現在整天不吃，光喝水都變胖！」「生完孩子後，我再也回不去了，嗚……」「這次再不成功就要去抽脂了（握拳）！」誰都想躺著就可以減肥，不管是吃藥、針灸、埋針、儀器、推拿，統統都給我上！只要可以瘦個五到十公斤，五千一萬我肯花！

各位！冷靜！且聽我一言！我相信百分之九十九想減肥的人都長得像我這樣，青年或中年女生，六十五公斤以下，中等身材，嚴格說來也不算胖，但總有一兩處極不滿意：手臂太粗了（照相不好看）、腿太壯了（穿裙子不好看）、肚子肥肥捏得出肉（穿褲子不好看）。我們這類女人特別願意再瘦一點，就是很難少吃一頓美味的晚餐，也抽不出時間運動或健身。

我現在要示範一種愛，是我對妳們的愛，就算被打入「誠實地獄」，我都一定要說：「女孩們，我發誓，六十五公斤以下的妳根本不是胖子，妳很難變瘦！就算能瘦，『保證有效不復胖』也不存在！還是好好愛自己，來點實際的作為才是王道啊！」

減肥不復胖，那是一百公斤以上過胖的人的特權！若妳屬中等身材，一次昂貴的減肥雖然可以瘦個三公斤甚至五公斤，然而咬牙撐過吃苦受罪的減肥後，只要一恢復原有的吃喝及生活方式，相信我，絕對復胖。

藥女也瘋狂　塑身中心慘挨打

我不是危言聳聽，因為這是我的慘痛經驗啊！某個秋天午後，我抱著我的小豬撲滿，走進減肥中心，體會了一次痛並快樂著的塑身療程。

我很誠懇地跟美容顧問說：「我沒有過重，但我需要塑身，因為我手臂很胖，大腿很壯，肚子很鬆，只要集中做這些部位就好。」啊～我真的是有夠廢話！這不就是全身嗎？嫻熟有禮的美容顧問帶著專業的笑容說：「沒問題，那我們集中在塑身喔。」結果我全身正面反面上面下面左邊右邊有肉的地方，全部都用減肥儀器震動拍打了一圈後，再用強力吸嘴把有皮膚的地方全部都吸了一遍。末了再用保鮮膜把全身包好，只留鼻孔讓我呼吸，抹上辣椒膏再裹高溫熱毯讓我飆二十分鐘的汗。就在我熱到快要炸裂時，療程終於結束，我擦乾汗後被抓上磅秤一量，短短一小時立馬瘦了一公斤，BMI 降了百分之一，美容師很開心地恭喜我：「這個療程很適合妳唷。」快要昏倒的我，失神地聽她吐出一堆詞藻華麗的減肥法，每一個都落落長又超誘人，什麼「史上最強悍，保證不復胖之懶人減肥法」、「不用運動照吃照喝，三天保證瘦減肥法」、「吃對了，躺著睡覺也能瘦減肥法」等，只能虛弱苦笑。就像我在家 google 「減肥」二字時出現的三千一百八十萬條，看都看不盡的條目。然而掉了一公斤的水，吃了晚餐馬上又變回一公斤的肉，嗚嗚～枉費我受了那麼多苦，該我的就跑不掉！是說，我手刃了一隻小豬撲滿，除了肉回來之外，還附贈長達七天之久的手臂大腿各處朵朵瘀青，這贈品到底哪裡好！

不過，女人當然不會輕易放棄減肥，女人是最有韌性、毅力、耐力的啊！明明有很多網紅是節食有效減肥，這世上一定有免費又不虐心的減肥法吧。於是，可憐的女人們就在多次的節食減重法、飲食減肥法、懶人減肥法中徘徊，體重上上下下，月經來了就變胖，和閨蜜吃頓下午茶也變重。

減肥基本功：飲食 + 運動

唉，大家減肥減得不累嗎？讓我們換個思維吧，超過三十歲中等身材的我們，能每年不胖一公斤就已經阿彌陀佛了，要堅持靠挨餓瘦幾公斤實在是很難，想要看起來身材勻稱，氣色美麗卻不難！何必一直在乎數字，明明只是想穿上最愛的緊身牛仔褲而已，那何不來個健康的削腿肉和縮肚腹？

在美國執業超過十年的我，終於也體悟出減肥的基礎觀念：飲食七分飽、避寒涼食物、運動瘦尺寸。

飲食七分飽

科學上已證實，人腦不願承認：**年過二十五的女人基礎代謝率年年下降百分之一到二**（請用紅筆劃線，不要再折磨自己，謝謝）。這就是不吃飯光喝水都會變胖的理論基礎。更何況基礎代謝率只佔了人體總熱量消耗的百分之七十；還有身體日常活動佔了百分之二十；剩下百分之十的熱量，是身體在消化及燃燒食物時，所消耗掉的。基礎代謝率差的人，減重時特別吃虧，每年的體重增加得更快。

我們得到的第一個結論是，吃少一點、喝少一點並不會明顯變瘦，除非妳只吃五至七分飽。但少食對身體還是有很多好處，現代人都有過食的傾向，總要吃到十分飽才知停，試試慢食、少食，妳會意外的發現，妳並不需要那麼多美食，

且身體也受不了飽食的負擔。許多消化不良的毛病，如胃酸逆流、脹氣、打嗝、便秘，常常因為減少食量而自動消失喔。

至於過度激烈的不吃不喝，不只不會瘦，還會對身體造成傷害。有太多的研究顯示，節食挨餓只會讓身體有危機意識，囤積更多的脂肪以供燃燒，脂肪不夠就只好消耗肌肉，於是許多人一瘦就瘦臉瘦胸部，不僅不好看連健康都被犧牲。更何況我們的熱量消耗還有百分之十要靠吃喝才能燃燒！

避寒涼食物

有些想減肥的人，會選擇吃生冷蔬食，以為這樣可以獲取更多纖維素，增加代謝。殊不知那在中醫理論裡可是完全行不通的呀。寒涼食材容易耗損脾胃之氣，讓消化變慢，身體運作變弱，溫熱食材可以完全消化讓脾胃無負擔，調動血液循環，讓新陳代謝更順暢。想減肥的女人可以選擇性進食，主食可少，蛋白質必要，蔬菜多食，更要盡量避免寒涼的生食蔬果。

另外，我們都知道那些充滿冰塊砂糖的冰涼飲料有損於健康，但是冷凍過的水果、蔬菜、生魚恐怕也要少吃。如果是怕缺纖維、維生素、礦物質，那些水果鮮蔬裡面的營養物質不是非得要生食才能取得，燙過的蔬菜或加蔥薑蒜熱炒的熟食更有享不盡的好處。有些嘴刁的人堅持水果不冰不好吃，卻忽略了大自然本來就不是大冰箱，水果都是在合宜的溫度下生長的，沒有冰過的水果還是一樣香甜好吃。

運動瘦尺寸

太多的女人一聽到「運動」兩字，都很會下意識地裝沒聽到直接略過。身體的活動佔熱量消耗的百分之二十怎可輕忽？運動不僅可以減肥健身、增強代謝、加強心肺功能，還有降低疾病，延長壽命的好處！

一提起運動，馬上就能聽到很多似是而非的堅持與藉口。

「我不敢運動，我怕變壯。」放心～，手臂大腿會變肌肉結實累累，起碼都要一天健身兩小時以上，且一週健身七天！妳有那麼多時間運動嗎？我們一天打七小時的電腦，手也沒有變壯呀！

「我沒有時間。」少來～，妳不用上健身房，也不用出門跑步，現在流行的核心訓練 CORE、七分鐘運動的 TABATA Training，各種類似的健身訓練，不僅能消耗身上多餘的熱量，也能美化身體線條，不消十分鐘就能出汗排毒，最方便的是，許多手機上的 APP 就能帶領妳運動不用請教練，只要在家裡鋪上一個瑜伽墊就可以開始！

「我怕我堅持不下去！」別怕～，就算一開始大家都以為妳是個懶蟲而嘲笑妳，只要堅持，一定可以做到！一旦妳嚐到運動帶來的好處，要妳停下來恐怕都很不情願！我這個宅女親自體驗了一週運動六天，每天二十分鐘走加跑，以及十分鐘核心訓練。其餘時間仍是照常生活、正常吃喝，沒有一丁點勉強和委屈。兩個月下來或許體重只少一滴滴，但是手臂瘦了一吋、甩甩蝴蝶袖不見了、大腿瘦了三公分。穿緊身牛仔褲不再肥肉橫出，肚子更是小了一大圈，低頭只見胸部再也不見肚肚。

此外，運動後再去上班，體力變好了，大家都誇我氣色紅潤，回家照鏡子自戀地覺得臉部皮膚毛孔變細，上妝更容易了，更發現乾性皮膚容易脫皮起屑的情形也不復見，此類微型運動帶來的保濕、緊緻、縮毛孔的美膚效果真強大！

秋分後，天氣正式地變冷了，人體的新陳代謝率也要進入一年之中最慢的一季，妳吃下肚的那些高熱量食物將會忠實地轉換成身上的肉陪妳過冬，此時保持一顆冷靜的心，開始培養持久健康的減重保養計畫，將是明年身材不變形的契機！

六十五公斤以下的女人啊，我們其實都是穠纖合度的「瘦子」！聽我的勸，放棄與體重計上的數字纏鬥吧，與其每天過著計較胖一公斤瘦一公斤的日子，還不如以微型運動來讓大腿瘦個一、二吋實在，且這三、五公分還挺持久的。

有沒有一種減肥可以天長地久？Sorry，沒有。我不是知名女星親身見證，但「保證沒有」的說法永遠有效，無效退費！

藥膳

五果茶

減肥是一種五味雜陳的心情。準備一道五果茶陪妳！麥冬九克、枸杞六克、覆盆子十二克、山楂六克、五味子六克，以溫水沖服加一小湯匙蜂蜜，不只增加身體新陳代謝，還可以調解血糖，滋潤生津。

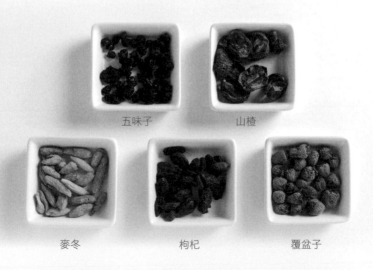

五味子　　　　　山楂

麥冬　　　　　枸杞　　　　　覆盆子

五果茶

香氛

享受（想瘦）小香囊

酸甜苦辣配，用覆盆子六克、甘草六克、益母草三克、川芎六克，包一包做成
小香囊，味道很「獨特」，聞一聞可以抑制食慾。

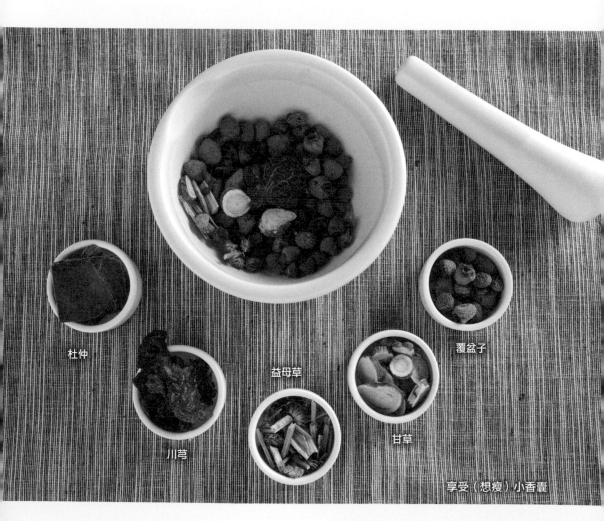

杜仲

川芎

益母草

甘草

覆盆子

享受（想瘦）小香囊

身體療癒

饑點、渴點、神門、胃點、內分泌

以上這些穴位是耳穴，可以按圖索驥，在雙耳都可以找到對應的位置，用透氣膠帶貼上「王不留行」。「王不留行」是植物的細小種子，可在中藥行買得，很天然，較不容易造成皮膚過敏的現象。種子在穴位上會持續產生作用，一點也不痛喔。也可以閒來無事用指甲做穴位的刺激，大約每個穴位掐十到十五次，到耳朵微熱為止。可以抑制口腹之慾，促進消化，安定挨餓的心情。

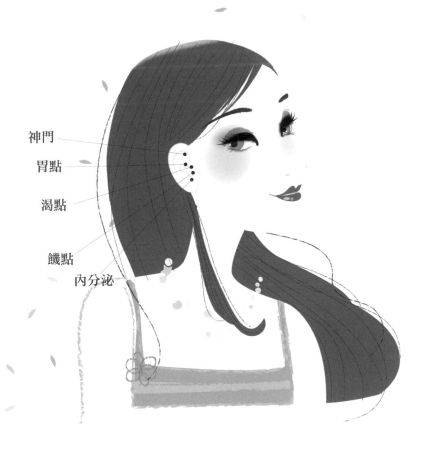

神門

胃點

渴點

饑點

內分泌

我的養生筆記

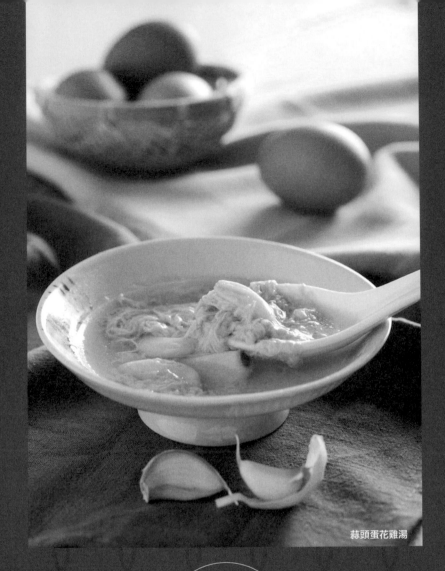
蒜頭蛋花雞湯

寒露

10/07-10/09

十月初的寒露是深秋節令，東北風來了，吹走酷熱的高溫。藍藍的天，高高的雲，秋高氣爽，空氣變得好乾淨，四周景致變得好清晰。我們終於可以走出冷氣房，在台北仁愛路的樟樹下散步，或者到敦化南路看欒樹開花。

寒露一吹　流感變種四處飛

如果春天是繽紛的，夏天是歡樂的，秋天肯定就是浪漫的。春天像花神，夏天是維納斯，那麼秋天就是淒涼絕決的羅密歐與茱麗葉莫屬了。秋天在五行中屬金，是帶著那麼點銳利肅殺的氣息，肅清了夏天混濁不淨的空氣，皮膚上潮濕的黏滯感不見了，炎熱不安的人心開始冷靜下來，心情重新獲得整理。在臟腑上，肺屬秋天。肺很喜歡乾淨，潔白的雲朵象徵著完美的肺，不允許一丁點的髒污。就像羅密歐與茱麗葉的純淨愛情，若不能一生一世，就是以死相誓。

秋天雖然美，節氣的轉換卻容易讓人感冒，每年的十月是最多人感冒的時節：早晚溫差大讓人輕忽、戶外起風涼爽吹過頭就感冒、花開花謝花粉飄飄引發過敏。總之這個季節，肺總會鬧點憋扭，刷點存在感。

肺喜潤惡燥，乾淨的空氣固然好，但過於乾燥的空氣卻容易帶來灰塵漂浮物甚至細菌病毒，附著在喉嚨上、氣管裡，咳咳咳或哈啾哈啾個沒完，有時過於用力擤出的鼻涕，還會看到乾掉的鼻血。更別提換季溫差大，冷風容易入侵人體孔隙，此時抵抗力較差的人，若身體免疫機制下降，很快就會被感冒找上。

流行性感冒是 Flu，跟一般的感冒 Cold 不同。一般感冒就是支氣管發炎，抗生素也許幫得上忙。流行性感冒則是病毒入侵居多，目前無藥可醫，醫生只會叫妳回家多喝水休息自我隔離。偏偏流感症狀很多，發燒、打噴嚏、咳嗽、畏寒發抖、全身痠痛、發睏、胃口不佳，也有人上吐下瀉水漾便。每個季節的流感有不同的病毒群作祟，禽流感、SARS、H1N1、H5N9，都是它們的變種親戚。

流感一來　心痛藥膏不能省

流感來襲時，能請假在家休息是大幸，好好地睡上幾天，躲在被窩裡發發汗，汗出了，體溫也降了，吃吃稀飯白吐司清腸胃，泡個澡精神爽，轉眼又是一尾活龍。萬一有重要的工作會議、期末考試，或是要與男友家人見面，怎麼辦？

中醫也有方法預防流感，一是提高身體免疫力，如中醫常用的玉屏風散、四君子湯，都能加強底氣，預防病毒外邪入侵；另外像是人人耳熟能詳的「元氣茶」，好喝又強身。二是保暖，體溫保持三十七度左右，手腳要暖暖的才算，這時體內體液血液流動順暢了，若有第一波病毒入侵，體液馬上啟動排除機制，免疫排毒自然成功。在擁擠的都市中，戴上口罩、圍上圍巾，除了過濾病菌，也是很好的保暖法，保護好喉嚨這第一道防線，防禦自然輕鬆。

萬一真的患上流感，我也有法寶幫大家減輕痛苦。流感時難免肌肉痠痛，有時候痛到全身僵硬，常常一覺醒來，骨節幾乎動彈不得，每走一步都喘得要死，像用盡了吃奶的氣力。那就試試「肉痛熱敷袋」吧，用抗病菌的乾燥中草藥做成長型的枕頭，睡前用微波爐加熱一下，放在脊椎上熱敷，保證超舒服。流感時還會胸口痛，講話有氣無力，講兩句就喘，一深呼吸肋骨簡直要碎掉，心痛死了，不妨試試「心痛藥膏」，在胸口上一抹，呼吸就像森林浴。

想要淨化家裡空氣，免得全家都遭殃，就來做「流感隨風而逝」薰香，只要在一般常見的精油薰香器裡滴幾滴殺菌的木系精油即可潔淨室內氣味。若沒有薰香器，就準備一盆熱水，將精油滴在熱水裡，讓香氣隨熱氣蒸騰，保證家裡清香又乾淨。如果喜歡古老的薰香味，還可以用古法──燒艾（電視「甄嬛傳」裡也有燒艾，真的是古法來著），或者學學印度人燒點乾燥鼠尾草，焚香殺菌。

浪漫秋天患了流感真的不太美，咳嗽流鼻水都會招致人們嫌棄與恐懼的眼光。有人一年到頭就會按四季定時生病，也有人可以安然渡過每一個季節轉換。尤

其這年頭病毒進化得越來越兇猛，一得流感，病情越來越嚴重，以往三、五天就可痊癒，現在都要養病一個星期以上，末了可能還要咳嗽一個月之久，怎麼樣都好不了。總不能天天請病假，還是把身體養好了，才好和愛人來場秋天的野餐，在大樹下看天高雲散，那才是享受秋天啊！

藥膳

蒜頭蛋花雞湯

初次嚐到蒜頭蛋包雞湯，是我在西班牙旅行時，一喝就驚為天人，好喝又強身啊！

蒜頭可以殺菌，是很好的治感冒良方，不會打蛋包的，也可以煮成蛋花湯，簡單易做，又能安慰感冒的人。家中若有熬好的雞湯，可以盛一人份約五百西西加入整顆大蒜煮開，打一顆蛋花，或做一個蛋包入湯，即可當作生病時食慾不好的安慰雞湯。

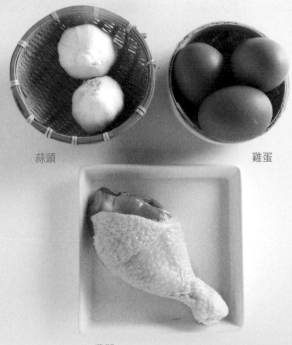

蒜頭　　　　　　　　　　雞蛋

雞腿

蒜頭蛋花雞湯

159

元氣茶

用黃耆九克、黨蔘六克（或西洋蔘三克，體寒者可用人蔘，手腳冰冷者可改蔘鬚），加點枸杞三克、紅棗二到三枚，加熱水泡成茶，未生病時使用，保健防病。已患流感者較不建議。

香氛

流感隨風而逝薰香

將尤加利葉、茶樹、薰衣草、檸檬等精油，每樣各五到十滴，加在熱氣騰騰的熱水盆中，或是使用精油專用的薰香器，即可淨化空氣，避免一人流感全家遭殃。也可以用古法燃燒乾燥艾葉或乾燥鼠尾草，因為有點火，所以請務必在視線範圍之內多留意。

心痛藥膏

為撫平流感時心痛胸痛的感覺，可以塗點有薄荷或樟腦的精油或藥膏。想自己動手做，可選用辣薄荷或綠薄荷精油，加上尤加利葉、樟腦、松樹、杉木、乳香、沒藥等精油，各三到五滴加在基底油裡，即可直接塗抹使用。不會自己調配也沒關係，可找薄荷棒、綠油精、萬金油、驅風油等，在胸口的膻中穴上下約三公分區域內塗抹，並用拇指指腹按摩約半分鐘，就可以減輕感冒引起的胸悶、胸痛、呼吸困難等症狀。

肉痛熱敷袋

將抗菌中草藥的艾葉、藿香、細辛、蒼朮、石菖蒲、白豆蔻、丁香等各約十克，再塞一些有機棉花使之柔軟，裝入長型的棉布袋裡，最好可以有五十公分以上的長度，十五公分左右的寬度，然後將塞滿中藥的棉布袋捲起來有如一朵花，用微波爐加熱一分半鐘，就可以躺平熱敷在後背脊椎處。啊啊啊啊啊～不解釋～超舒服。

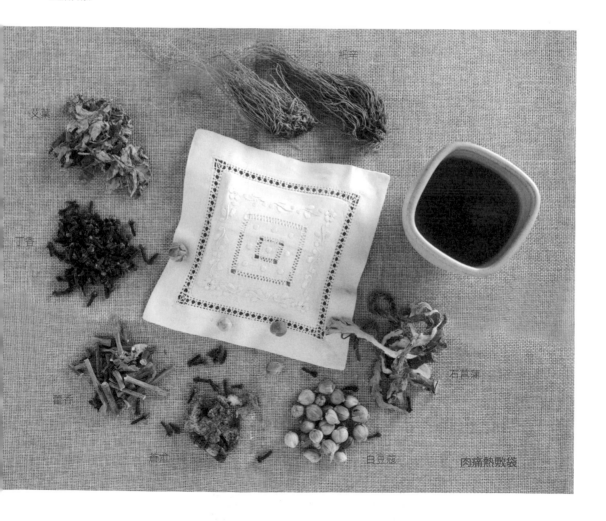

161

身體療癒

眼鏡蛇姿

因為背部、胸口、喉嚨都不舒服，床上躺太久又全身僵硬，所以流感時也可做點簡單的伸展瑜伽，解除筋骨肌肉疼痛。

面朝下趴姿，雙手撐起上半身，只剩骨盆以下到腳全部觸地，上半身盡量垂直地面，下巴高抬，眼睛看天空，十五秒後即可放鬆趴下休息三十秒，可重複十到十五次。本招可伸展背部，打開胸口、喉嚨，也許開始做的時候會引起一陣咳嗽或喉嚨癢，約幾秒鐘才停止，不要擔心，這是因為痙攣的支氣管在開展擴張的現象。也有人在拉起上半身時會覺得眼前短暫黑一片，隨後才恢復，那是因為血液循環一下子無法上達頭部的緣故，因為妳是趴在地上，不會跌倒，很安全，可以繼續。脊椎或腰部受傷者不宜。

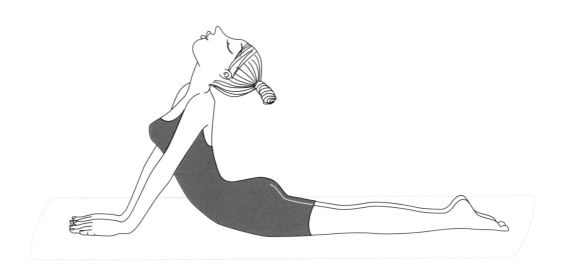

我的養生筆記

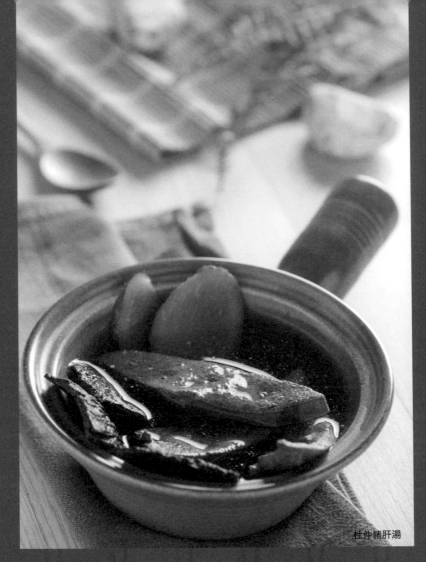
杜仲豬肝湯

霜降

10/23-10/24

前面說了許多秋日調養，在秋天最後一個節氣，我想談談月子調理。在地球上，每年的八到十月是最多寶寶出生的時候，且讓我們將時間倒退回十個月前天寒地凍的十一月至一月。天冷時人們自然愛滾床，那時又有歡樂的感恩節、聖誕節和年假，爸媽閒來無事睡個覺製造孩子，等到時機成熟，就像秋日果實熟了，寶寶一個接著一個蹦出來。

前年冬天愛滾床　今年秋天寶寶來

在洛杉磯的朋友們都知道，我是婦產科和兒科的專科中醫師，在中醫藥膳食療上有頗多經驗和心得。中國唐朝的藥王孫思邈最看重的就是婦科和兒科，因為人類生命的延續，國家民族的存亡，確實就是看人口的成長和健康（推眼鏡～）。所以孫思邈的醫書中把婦人科，小兒科放在最前面的章節。孫思邈非常重視藥物和食物，因為婦女兒童的治病調養以藥膳食療為最上乘。據說這位藥王從小體弱多病，最後靠中藥調理卻活到了一百四十歲，他所著作的《備急千金要方》，以及後續的《備急千金翼方》裡，有好多看似平凡簡單的食療藥膳醫方，卻是最珍貴的中醫治病養生之道。

拜現代醫學發達之賜，如今要順利懷孕及生下一個健康的寶寶，機率大大地提升，為了讓寶寶好好成長，父母們不惜花重本搶名牌奶粉，買昂貴的有機食品，用盡心思養育天之驕子，自己卻常常隨便吃，有飽就好。親愛的媽媽們，千萬別只愛孩子，忘了自己啊。為了懷上一個健康的寶寶，放棄形象把自己養胖一倍，挺著大肚子像恐龍般撐過十個月，臨盆時在病床上流血流汗驚聲尖叫，身上的每滴精力、鮮血都獻給寶寶了，所以生孩子後坐月子特別重要。哪怕我這麼洋氣新潮的中醫師，還是堅持產婦一定要坐新式月子，千萬別輕忽。

產婦不是爽爽過　月子期間是養傷

坐月子是漢朝相傳至今的習俗，不僅在中國，越南、泰國、俄羅斯、墨西哥也都有月子觀念，也就是醫學上所稱的「產褥期」——讓產婦休養生息，恢復健康，短則一個月，長則三個月。古代中國是農村社會，懷孕婦女參與勞動下田耕作，常常到了開始陣痛生產時才能停工，產後坐月子也只是一個月，養好身子又要回到田裡辛勞。現代婦女不同以往，雖甚少體力活，還是工作和家庭兩頭忙，懷孕期間也照常上班，多數要熬到離預產期不到一週才敢休息，產後也只有一個月左右可以請產假在家照顧新生兒。

在這一個月的坐月子期間，媽媽們沒事幹只是爽爽睡覺吃月子餐嗎？錯錯錯錯錯！她們是在養傷啊。

首先，生產體力耗盡、血液流失，自然產和剖腹產都有內外傷口需要修復，這些傷口一餵奶就痛，走路也不舒服，更不要說長時間抱寶寶了。其次，子宮要恢復，也需要排惡露，懷孕時子宮就像一個舒適的水床，內裝一個三千公克的baby，原本拳頭大的子宮必須膨脹飽滿充盈，變得比籃球還大，妳想想這個承載寶寶的水床，有多少的血液和內膜在生產之後必須排除至淨？

最後的挑戰則是餵母乳。現在的孕婦們都知道餵母乳對媽媽和寶寶都有益處，所以幾乎百分之九十九我所認識的新手媽媽都願意餵母乳。妳們知道餵母乳有多辛苦嗎？且不論漲奶有多難受，平均每次餵奶都要花四十分鐘，每兩小時要餵一次，不分日夜。餵完四十分鐘的奶還沒完，還需要幫寶寶拍奶嗝、換尿布、穿衣服包巾、再哄睡。摸著良心算算看，請問產婦還剩下多少時間可以吃飯睡覺？妳還覺得媽媽坐月子期間，住在昂貴的坐月子中心套房是在享福嗎？根本是忙著當乳牛！

新手爸爸們請多費心體諒，好好疼惜生了孩子的老婆大人吧，真的很辛苦的。

但也別慌了手腳，聽什麼「坐月子禁忌」，不讓老婆好好洗澡休息，淨餵她吃全酒煮的內臟藥燉，天天都醉了可不是辦法！我要提倡的是新式坐月子，首先讓產婦能充分休息，再來好好地把最平實的吃、喝、拉、撒、睡照顧好就好了。尤其在秋冬的季節裡，月子更不容易做好，不小心吃得過補就便秘上火，或更不小心沒顧好媽媽，baby 還會跟著受風寒，準爸準媽們，只要聽聽我的分析，大原則掌握了，就很容易坐好新式月子！

新式月子合情理　瘋狂傳說不要信

第一要領──吃　日日全酒，想嚇死寶寶？

月子餐是針對孕婦需求而設計，生產造成體力耗損和失血，特別需要營養完整的飲食，幫媽媽補體力補血液；更需要充足的湯水和蛋白質，媽媽才能順利餵母奶。月子餐食譜非常多，中國人特別會用中藥材進補，但「藥補不如食補」，請先重視營養均衡，每天應有適量的主食、肉類、蛋白質、高纖蔬菜。冰冷寒涼的水果少吃些，以免影響脾胃運作和子宮收縮，若真要吃，葡萄、櫻桃、草莓等紅色水果每天一小碗，補充維生素 C 抗壞血酸已足夠。

至於餐點的烹煮方法，東方人本來就愛喝湯，老婆大人也喜歡湯湯水水的溫暖，所以雞湯、排骨湯、牛肉湯多多益善。若有特殊需求，如腹痛、失血過多、失眠、夜間盜汗、白天虛汗、體力差、奶汁不下，才需要用更多藥膳進補。一般常見如氣血雙補的「十全大補湯」、養血調血的「四物湯」、補血的「當歸補血湯」、補腎的「杜仲補腎藥膳」、廣東人認為助子宮收縮排瘀的「薑醋蛋」，以上都適合在秋冬進補，以一天兩碗，一週三到五次為宜，週休二天，喝簡單雞湯即可。建議輕重口味交錯搭配，不要天天吃重口味，以免過補上火，造成排便困難或出汗過多。

生產時身體的內外傷口也需七到二十一天左右才能完全癒合，孫思邈的「千金鯉魚湯」，或者台灣人喜歡的「當歸黃耆鱸魚湯」，對於修復傷口、補充蛋白質、消除雙足水腫都有幫助。台灣最有名的月子進補就是「麻油雞酒」和「杜仲腰花」，但是餵奶的媽媽真的不建議吃全酒麻油雞，自己醉也就算了，小孩若跟著吸收酒精實在太傷，且杜仲腰花若連吃三十天真的會吃到想吐。月子藥膳可以每天換口味，一天一小盅即可，至於全酒料理和內臟燉補建議每週一、兩次就好，天天吃真是熱量太高，嚇死寶寶了。

第二要領——喝　不敢喝水，母乳哪裡來？

「杜醫生，聽說坐月子期間不能喝水？」每次聽到準媽媽問這個問題，我真心覺得好無奈，忍不住反問：「請問不能喝水是什麼意思，不喝水要喝什麼？」

準媽媽還真回答的落落長：「就是不能喝白開水啊！只能喝煮開的月子水、米酒水、紅豆水、黑豆水，或是紅棗泡的水……」這種似是而非的「權威」說法真是令人翻白眼！請問煮滾的米酒水、月子水、紅棗水都不是水喔？妳當然要喝水！沒有水，妳每天流血流汗耗損的體液如何補充？母乳從何而來？那些被恐嚇不敢喝水的準媽媽，還不是從補湯、茶飲等，飲進了大量的水份和液體。

不是不能喝水，是不能喝冰開水啊！產後由於荷爾蒙的改變，會有一星期左右大量排汗和多尿，透過汗和尿液，才能順利排除產後體內多餘的廢棄物。生產後老是冒汗很正常，身上的水腫也因此而解，適度的補充水分有絕對的好處。像是沙漠般的洛杉磯，空氣中的濕度只有台灣的六分之一，這裡的坐月子媽媽若不喝水，勢必整天口乾舌燥不舒服。喝水當然可以，但請不要心急喝冷飲和冰水，把胃變成一個大冰袋，影響腹腔的血液循環，傷了胃又傷子宮。

另一個跟「水」有關的問題，也讓我啼笑皆非。「醫生，我坐月子的時候到底可不可以洗澡洗頭？」「可以！可以！可以！」（很重要所以說三遍）只要洗

澡時注意保暖，洗後把身子擦乾，頭髮吹乾，並馬上穿好衣服，當然可以梳洗啊，不洗澡實在是太不衛生了！現代科技發達，我們有吹風機、有厚毛巾、有暖氣，以及愛我們的老公，這些可以保護我們不感冒，是坐月子神器啊！一定要好好使用！

第三要領──拉　忘記排尿，想憋死自己？

產後坐月子，中醫師必問產婦的二便以及惡露。若大小便及惡露通暢，就可以順利排除身上因為懷孕及生產殘留的廢物，並排除催生針及麻醉藥在體內殘留的藥性。產後因為氣虛及傷口疼痛，便秘的機率增高，記得要補充高纖蔬菜以及水份，才好每天排便，切勿過分用力蹲廁所，造成子宮脫垂以及傷口疼痛。

懷孕期間痔瘡的機率也大增，產後一時好不了，要小心避免因過度用力而造成出血。產後也要注意排尿，每兩三小時要提醒自己如廁，產後多尿是正常排除廢物的過程，不要因為忙著帶孩子而忘記排尿，萬一發炎就雪上加霜了。

最重要的是產後惡露。一般產婦約需七到二十天，惡露才會完全乾淨。惡露就像延長的月經，因為懷孕時子宮變得好幾倍大，要排除的時間勢必比一般月經長。正常的惡露排洩先是量小、血塊多，到量大、血色紅，最後量稀、顏色暗，記得要小心觀察惡露。另外，每天可以用手掌稍加按摩肚腹及子宮處，以肚臍為中心，圓周十公分處都可以適度按摩，才好幫助惡露排除，子宮才好收縮回到原本的樣貌。坐月子最有名的中藥「生化湯」就適合惡露過少或惡露時腹痛的產婦，不只幫助順利排惡露，還可代謝體內多餘的化學麻醉藥物，更重要的是可以養血生新血。傳聞「生化湯」會造成大出血？那是心急的產婦未經醫生指示，使用量過大，使用期過長造成的。一般來說，自然產只要服用生化湯七天，剖腹產只要服用四天，且每帖生化湯總劑量不宜超過五十克，就不會造成那麼可怕的副作用。

第四要領——睡　沒法睡覺，爸爸去哪兒了？

十幾個小時的折騰才把 baby 順利卸貨，生產時流血流汗超級虛脫還沒完，接下來的餵奶又是更大的折磨，白天寶寶哭鬧要親餵，晚上漲奶也不得不餵。這時候就要麻煩新手爸爸好好規劃規劃，晚上讓新手媽媽睡上一次珍貴難得的好覺吧！睡前先請老婆大人用擠奶器把半夜的母乳備好，時間到才好讓爸爸用奶瓶餵寶寶。媽媽們白天常常沒機會跟寶寶一起午睡，晚上盡量睡飽六小時以上，體力恢復得才會快些。

若產後精神耗弱，明明累得半死卻睡不著覺，就是陰虛造成的失眠，可以服用「八珍燉排骨」，或者「無酒枸杞麻油雞湯」來補氣血、安心神，不僅能補充體力，也能讓老婆大人晚上進入熟睡狀態。若未能好好睡眠休息，進而造成母奶不夠，就可以加服「益乳茶」，或是「通乳飲藥膳雞湯」來滋補脾胃、安撫情緒、通乳發奶。

「現在的年輕人都不想生了怎麼辦？」已老到不能生的我常常這樣憂國憂民。看著印度因為人口實力而再度崛起，中國也解禁了一胎化，妳還沒意識到嗎？沒有下一代，沒有接續的人口，就沒有新的勞動力，國家會死的很慘！如果年輕人不生，這樣下去當我退休的時候，誰養我啊（大誤）！

霜降已然是秋天的尾聲，萬物大地正準備邁入下一個季節過冬，天氣變冷的此時，各位恩愛的夫妻們不如來滾個床單！生孩子的事交給你們，坐月子的事就交給我吧。

藥膳

杜仲豬肝湯

一般傳統月子常煮的麻油豬肝湯，旨在豬肝裡豐富的維生素 A，不僅可以助產婦傷口修復，還有養肝顧目的好處，建議一週食用一、兩次即可。這裡提供改良的「杜仲豬肝湯」，口味清爽，還多了杜仲補腎長筋骨的好處喔。

約三十克杜仲剪成小片洗淨後，加入清雞湯五百西西煮滾，在火爐上備用。川燙五分熟的豬肝切片約二百克，直接投入杜仲雞湯，豬肝轉熟即可起鍋，加入薑絲及一點點鹽，點上麻油即可食用。

當然啦！本書提及很多月子藥膳湯方，如血氣雙補的「十全大補湯」。養血調血的「四物湯」、補血的「當歸補血湯」等等，都很適合一般體質的媽媽享用，歡迎自行擷取。

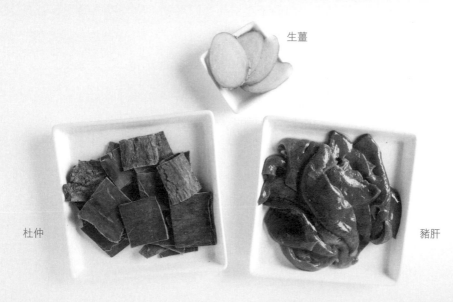

生薑

杜仲

豬肝

杜仲豬肝湯

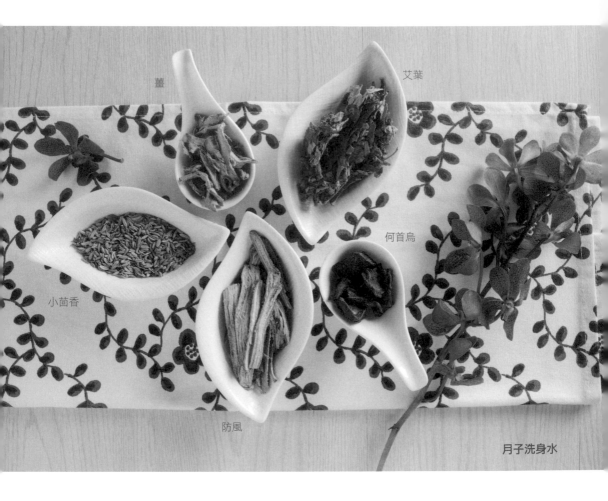

薑

艾葉

何首烏

小茴香

防風

月子洗身水

身體療癒

月子洗身水

產後身子孱弱有氣無力的媽媽，想要用藥浴來改善虛弱和肌肉緊繃，可以用「月子洗身水」。

薑一百克、何首烏三十克，再加艾葉五十克、防風一百克、小茴香五十克，以上紮成一布袋，浸在浴缸熱水中，可拿來沖澡，或者沾濕毛巾擦澡。小茴香除了暖身外，還有去異味的作用，不用肥皂就可以達到潔淨身體的效果。沖澡或擦澡後記得一定要用乾毛巾擦乾身體！

月子洗頭水

月子期間怕著涼又想洗頭？可試試「月子洗頭水」。

薑一百克、何首烏三十克，用一千西西水煮開，要洗頭時加入一倍的冷水。先用一般洗髮精洗頭髮，再用月子洗頭水做最後一道的沖洗。薑可保暖，何首烏還可以讓落髮再生亮晶晶。媽媽記得洗完頭髮一定要吹乾才能出浴室喔。

身體療癒

「貓伸懶腰」子宮收縮操

我們現代婦女大多數不是勞動農婦，產後其實不需長時間臥床，下床走走甚至天氣好時外出散步，反而有助於恢復。簡單的產後瑜伽操，更是媽媽子宮快速回復原型的絕招，不用等到出月子，肚子已經收收收小了。

「貓伸懶腰」子宮收縮操採四肢著地跪姿，然後將雙手向前伸～到最遠，手掌按地，然後下壓肩膀至胸口觸地，臀部翹老高，使整個脊椎延伸至最長。這瑜伽操可適度按摩收縮子宮，提升子宮的位置，促成惡露早日排淨。網路上還有很多產後瑜伽操，可視身體狀況練習。

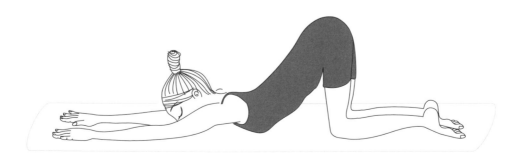

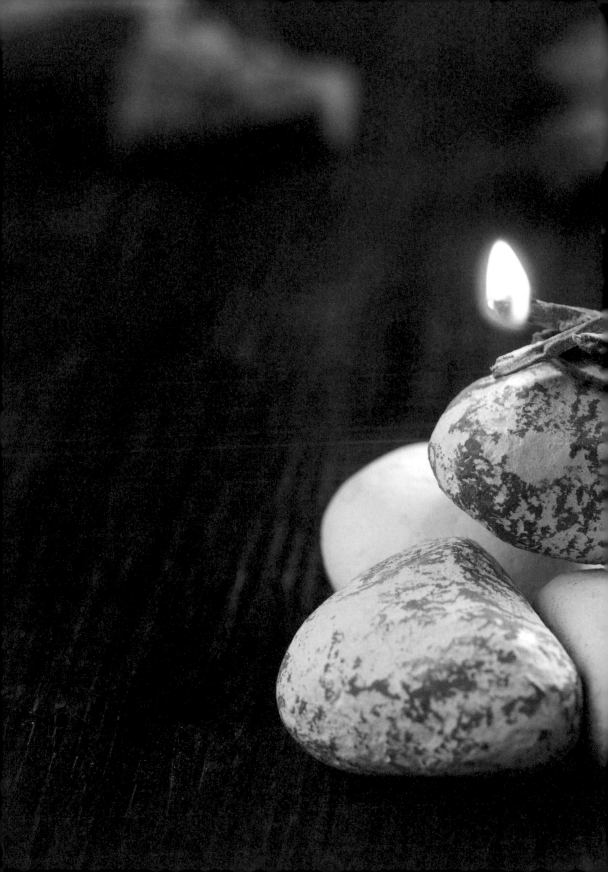

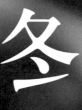

冬

冬日起，天寒凍骨近年末。

時常覺得冬末是美人遲暮，又像人生的另一個開始。

十八歲的少女雖美，中年的女人卻是智慧優雅。

冬日補腎，女人也需要腎氣充盈，骨骼才好，體態才美。

熱熱鬧鬧的冬至也來了，別只顧著幫家人燉湯做飯，

為自己熬一鍋樸素卻滋養的粥吧，

記得愛自己，因為，愛自己的女人最美麗。

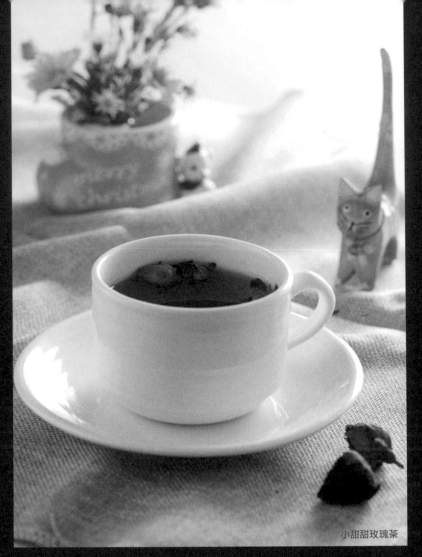

小甜甜玫瑰茶

立冬

11/07-11/08

月有陰晴圓缺，年有春夏秋冬（我這是傷春悲秋嗎？）收起了美美的熱褲洋裝，來到立冬。冬天的太陽公公起床更晚，才傍晚就早早下山休息。美國西岸的日光節約時間，在十一月初的這兩天也調整了，我們眼睜睜少了一小時的日光時間！還我 California sunshine！我要加州陽光（捧小外套）！

立冬突起風　經痛女孩剉咧等

冬天正式報到，平日活蹦亂跳的我們開始想要睡得多些，包得緊些，精神體力也難維持一整天，手腳冰冰冷冷，需要更多的下午茶和甜點。看著滿桌甜點，我不禁回想起讀書的時候，總有那麼幾天，閨蜜會抱著零食猛吃，口袋裡還裝滿巧克力、薑糖。不用問，肯定是「那個」來了。

男生有兄弟情誼，女生當然也有姐妹情誼，我們可是一起陪伴經痛的好姐妹。看到女同學臉色慘白趴在桌子上，大家會湊過去關心：「啊？妳那個來囉？」「要不要熱敷袋？」「要幫妳請假假嗎？」「體育課在教室休息好了。」好姐妹們的窩心，稍稍可以和緩我們的不適。當然，偶爾，碰到討厭的體育課跟校外行程，一個月也會來兩次月經呢！（噓，不要告訴老師！）

想起青春期女同學們的互相照顧、互相掩飾，嘴角忍不住微笑，真是個很純真的年代，愛情很青澀、友情很純正，啊，那一年我才十七歲啊……（以下省略三千字）。拉回正題，立冬時分不如就來講講讓女孩們憂鬱的經痛吧。

經痛不是病，痛起來要人命！約有八成以上的女性，或多或少都有月經痛的經驗，或是少女時代痛過經，或是上班以後才痛經，或是子宮內膜異位、子宮長肌瘤了才開始痛經，或是情緒低潮、生活壓力大才痛經，不論是哪一種原因，女生們都懂這種感覺。從十幾歲初潮開始，到四十年後更年期為止。一輩子沒有經痛經驗的女性真的很幸運。

痛經的時間點、會痛多久、疼痛部位都因人而異。經痛的時間點可能是月經來前幾天，或是快來前的幾個小時，或者是經期的第一、第二天，甚至月經結束後才開始痛的也有。痛經的時間長度從幾小時，到持續一、兩天，甚至更久。經痛的部位不只是子宮收縮的小腹痛，有時還會腰痛、骨盆痛、胸部脹痛，甚至頭痛！痛法又依人形容而異，也許是悶痛、鈍痛、刺痛、緊縮感、寒冷感，還會伴隨腿部水腫，以及頭昏、精神恍惚、冒冷汗等。

天一冷，經痛發生的比例更高，像是立冬的現在，因為天氣變涼，人體體溫降低，血液循環變差，加上月經來時，子宮會需要更多血液集中到骨盆腔進行更新工作，若血液不足，難以分配到下腹，就無法支援每個月一次的月經活動，更容易發生痛經。中醫師老叫女生不喝冷水不吃冰的就是這個道理，月經期間只要喝一杯冰水，就把胃直接變成一個冰袋，連附近的子宮、膀胱、大小腸都會降溫，臟腑的蠕動瞬間變緩慢。臟腑慢動作耶，妳想想，這會是好事嗎？

經痛要人命　戒了冷飲才通暢

面對世界上一半人口的女性，加起來幾百萬億次數不清的痛經病情，西醫的診斷為「痛經」、「經前症候群」；能用的藥為「止痛藥」、「避孕藥」。以上，完畢。有個十來歲的小女孩經痛得不得了，媽媽帶她去看超有名的西醫卻求診無解，來我的診所求救。媽媽說：「這位醫生對我的女兒說，懷孕生小孩之後經痛就會好了。」我驚呆了。雖然知道並不是所有的名醫都這麼省話，我還是忍不住在心裡翻了無數個白眼。

經痛發作時，確實痛到無法上課（會惹老師生氣）、痛到情緒發飆（會惹老公生氣）、痛到只能昏睡（會惹爸媽生氣）。經痛有那麼多的不舒服與無奈，西醫的止痛藥或避孕藥只能暫時紓緩，不是根本解決之道，更別提「生個孩子就

好了」這種話！還好古老的中醫非常在乎婦科，靠著活血化瘀、補血理氣、養血調脾等方法，就能夠調理體質、根治經痛。

想要完勝痛經，第一法則是「戒冷飲」。許多人批評中醫師「不飲生冷」的建議不科學又沒根據，但是事實證明，有很多女生確實是靠戒冷飲改善經痛。想想前面說的，灌一杯冰水到身體裡，腸胃、子宮瞬間降溫，蠕動變得緩慢，經血凝滯，光想都痛！月經期間千萬要戒冰水冷飲啊。況且，中醫從來就不是實驗室化學而已，中醫是臨床科學，是靠著古今中外多少病例的好轉或逆轉而得到結論，醫學從來就無法追求百分之百有效，而是只要有百分之八十以上有效且沒有副作用，就已經很強大了！

除了戒冷飲，中藥裡也有許多幫忙解決痛經的方法，內服外用都有。例如我們耳熟能詳的四物湯、烏雞白鳳丸、中將湯、姑嫂丸，以及針灸、艾灸、穴位按摩、中藥熱敷、草藥泡腳等等。我介紹幾個簡單又有效的法子給各位，少女到熟女都可以試試，不用生小孩就能止經痛喔～

「月滿昇華湯」是生化湯的變方。傳統生化湯是中醫古書《傅青主女科》所記載的經典藥方，能去瘀血、生新血，對於治療產後腹痛、惡露不下也有奇異的功效，這裡的「月滿昇華湯」則是化痛苦為力量，化瘀止痛，讓經血排毒順暢。另外我再提供一味「小甜甜玫瑰茶」，可以在月經前就開始喝，暖身暖腎的肉桂，再來點活血的玫瑰等，茶香暖，身體也跟著暖，經痛自然就趨緩了。

手腳好冰冷　熱敷泡腳暖暖滴

湯喝了、茶也喝了，睡覺時再抱個「小肚肚暖暖包」舒緩解痛。加了香附、桂枝、小茴香的暖暖包，放在下腹部或後腰部，或者藥草泡腳，都能舒緩經痛。

如果天生雙腳冰冷，經期前試試按摩、熱敷或艾灸脾經上的血海、陰陵泉、三陰交，肝經上的太沖、蠡溝，可解除經痛，以及月經期的不適。請不要為了愛美，在月經期間穿迷你裙把美腿露在外面吹冷風。妳的身體正忙著把血液送去下腹腔加班工作，如果還要分神照顧妳那兩條美腿的冷暖，經痛可就更厲害了。

中醫所談的有效根治經痛，並不是這個月經痛痊癒了，以後一輩子都不會發作。調理月經，最好能觀察一季，連續三個月經痛緩解才可算穩定。經痛就像感冒，不可能這次治好了，就一輩子不感冒。但是若妳願意繼續維持健康的生活方式，留意經痛的警訊，妳的子宮會用實際行動感激妳，讓妳不痛不苦，再也不用「臉色發白，直冒冷汗，痛苦表情，抱熱水袋」。

我有一位嬌小輕盈的姐姐 Phoebe，個性開朗，人緣極佳，雖然已屆中年，身材卻維持非常的棒。大學時期我們曾經住在一起，每當那個來時，我都歪在家裡唉聲嘆氣，意志力驚人的她卻會穿上球鞋去跑步，操場積極跑個三圈後，經痛沒了，完全就是平常笑臉迎人的模樣。原來 Phoebe 早就知道經痛是氣虛血瘀造成的，只要讓全身血液動起來，肚子熱了，子宮暖了，經痛就會不藥而癒。

Phoebe 的激烈運動方法並不適用於每一個人，多數女孩兒還是會跟我一樣，躺在床上膩膩歪歪著，別煩！我們可以靠熱敷小腹腰部、中藥泡腳、艾灸穴位、穿長褲長襪保暖，或者喝熱熱的月滿昇華湯、小甜甜玫瑰茶來改善。如果讓妳知道原來痛經能痊癒，妳還會折磨自己的身體，讓它痛個四十年嗎？還是真的跑去生個小孩來治經痛呢？殺雞焉用牛刀嘛！妳說是不是？

藥膳

小甜甜玫瑰茶

粉紅玫瑰花苞九克、肉桂三克、陳皮三克、乾薑六克、紅棗三到六克、枸杞三到六克、黑糖適量，用熱水沖茶飲用。可以在月經前開始服用，經痛時也可以繼續喝，但玫瑰多食會寒，不要因為花很漂亮而下手太重喔。

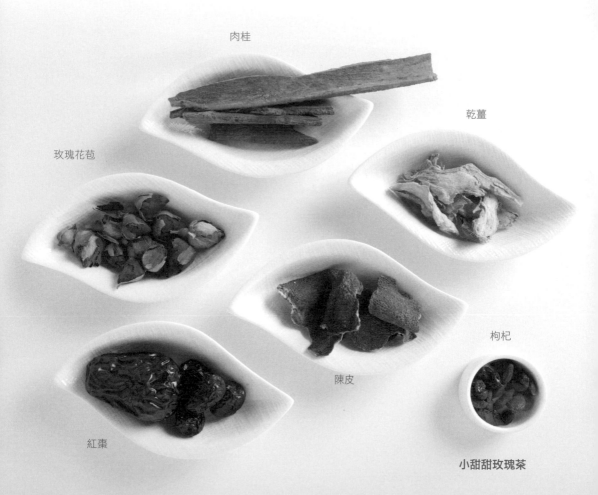

肉桂

乾薑

玫瑰花苞

陳皮

枸杞

紅棗

小甜甜玫瑰茶

月滿昇華湯

生化湯的變方,能化瘀止痛,讓經血排毒順暢。川芎五克、當歸四克、益母草二克、桂枝二克、乾薑二克、甘草二克,將所有中藥材裝在茶包裡,經痛時泡熱水飲用,一天一包即可暖腹止痛、化瘀生新。

香氛

小肚肚暖暖包

將玫瑰三克、當歸三克、川芎六克、桂枝六克、小茴香六克、香附六克、肉桂九克、乾薑九克用一次性濾紙袋包好後,放入熱水盆中泡腳,水最好能浸到小腿肚以上膝蓋下方。也可以將以上藥材加倍劑量放入棉布袋裡,製作成暖暖包,需要的時候用微波爐加熱,熱敷小腹、後腰與尾椎處,暖暖包可以重複使用,是不是很環保!

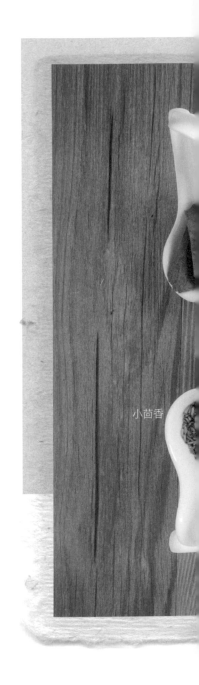

小茴香

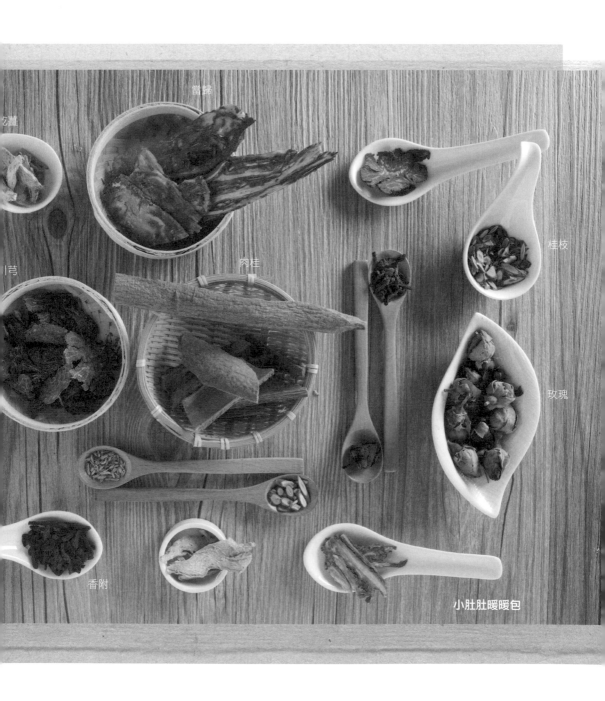

當歸

乾薑

芎

肉桂

桂枝

玫瑰

香附

小肚肚暖暖包

身體療癒

美腿神穴

所謂解經痛美腿神穴，就是脾經上的血海、陰陵泉、三陰交，肝經上的太沖、蠡溝。經期來臨前就要好好按摩這些穴位，不僅可以活血，還能消水腫。除了用手按摩這些穴位之外，也可以在經痛時進行穴位熱敷、艾灸，減緩月經期的不適。記得喔，一定要在經期前兩三天就開始按摩喔！

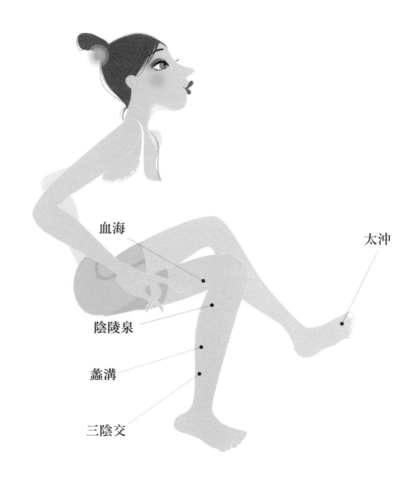

血海

太沖

陰陵泉

蠡溝

三陰交

我的養生筆記

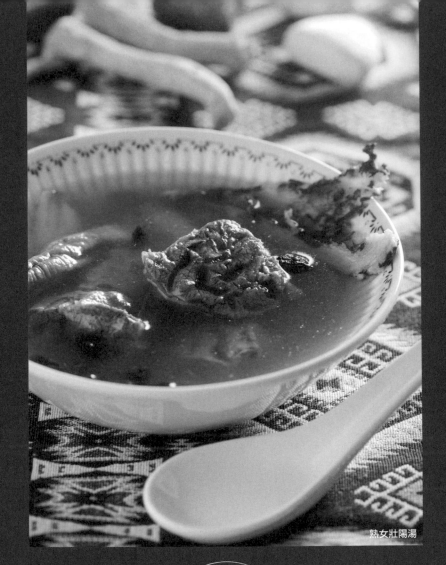
熟女壯陽湯

小雪

11/21-11/23

不看診的時候，我是個認真追韓劇的大嬸（撥瀏海～）。當然，大嬸追劇也是很挑剔的，最好要有美好的北國雪景、華麗的衣飾裝扮，更重要的是，高富帥的男主角（畫重點）。韓劇裡總會有那幾場令人心醉的雪：十一月底小美好的初雪、十二月底小幸福的聖誕雪，還有一月時候主角悲劇了的雪。初雪應該是韓劇用來表現美好生活的天然搭景吧，街頭上行走匆忙的女主角臉上突然沾了些細碎的雪，停下腳步，頭微仰，發出清亮的：「哇～」，簡直是初雪小確幸。當然初雪也可代表著淒美人生，純樸的鄉下，木造屋的格子窗邊，坐著一位得絕症的美麗女孩兒，靜靜聽著初雪的聲音，想起自己將不久於人世，臉頰上流下兩滴淚。唉呀，不是我在說，韓劇看久了，大嬸都要成編劇了（被歐飛）。

初雪紛落　彷如更年悄悄到

初雪是二十四節氣中的「小雪」，俗諺有云：「小雪封地，大雪封河。」然而，二十四節氣是根據北方黃河流域的氣候變化而來，南方的香港、台灣很難見初雪的浪漫。只有烏魚群為了避開寒流，紛紛游到台灣海峽來，讓漁民樂開懷。美國的此時此刻，則進入假期模式，十一月底感恩節來了，十二月的聖誕節也即將展開，新年也不遠了。每到這個時節，人們就忙著列食物採購清單，準備感恩家宴和聖誕大餐，積蓄一肚子的能量過冬。年假未請完的上班族也開始排休，進行「秋收冬藏」的人類冬眠模式。

眼看一年就快要到尾聲，初雪這個節氣，我們來聊聊女人的「更年期」吧。別害羞，咱們都大嬸了，一起追劇，當然也要一起分享更年期的心路歷程啊。

有兩位在我診所裡調理身體十幾年的女性朋友。她們是完美嬌妻、高標媽媽，看著她們事業成功、家庭幸福，孩子從小到大都讀名校，連我都跟著驕傲（關我啥事啊）。Michelle 是銀行家，平日忙工作，週末忙家裡，還是一週三到五

天上健身房，教練教的都有在做，飲食上也堅持清淡。年近五十的她，身材維持超級好，穿上窄裙高跟鞋美到逼死人，絕對想不到有兩個已成年的孩子。她這次來掛號，是因為月經不來已好幾個月，老是覺得兩手發麻，肩膀頸子整天僵硬痠痛，白天上班常常會莫明地發熱，在室內容易煩躁且覺得胸悶。Mido 則是位高級貴婦，孩子都長大離家工作，由於老公事業做很大，她陪著到處飛行，順道也遊山玩水看看朋友。Mido 已經五十初，也是因為月經量少、經期紊亂，常常來個幾分鐘的自體發熱，加上筋骨嚴重不合，搞得覺都睡不好。

更年期是每個女人都會面臨的身體變化，無論妳多麼富有、美麗，都逃不過。更年期稱為「絕經期」更為貼切，也就是不再有月經，四十五歲到五十五歲的中年女性都要面對。很多女人一想到更年期，就想到「老」，於是害怕得不得了。男人也會嘲諷道：「更年期吼？老了老了～」

何不換個角度想呢，更年期就像進入一年四季裡的冬天，人生的循環也到了最後一季，可是這「最後一季」隨著人類壽命延長，至少還有個三、四十年，這個「後半場」真的幾乎就是一半的人生哪！中年女人好好保養照顧自己，看起來頂多就是個輕熟女，沒聽過「Forty is the new Thirty」，以前的三十歲是現在的四十歲嗎？幹嘛說更年期就是「老」！（顯示為一聽到老字就抓狂，不是老，是成熟、是轉換！）

月事突停　青春小鳥飛走了

妳想想，更年期基本上也是有好處的啊，月經不來，再也不用準備一大堆衛生棉，更不用擔心意外懷孕了。只是更年期這三個字也像是唱著青春小鳥一去不回來，雖然沒有月經很爽，不能生育也沒問題，但那意味著女性荷爾蒙也會漸漸退場，美好的皮膚秀髮掰掰，皺紋脾氣通通都來。

有些女性更年期症狀會持續好幾個月，甚至好幾年。一想到月經紊亂、停經、潮熱盜汗、皮膚陰道乾澀、情緒起伏、睡眠不佳、憂鬱焦慮、體型發胖、腰痠背痛……（再寫下去可以寫出四十種幾症狀），不禁哀嘆：女人真命苦！可是停經本來就是每一位女性會面臨的正常生理現象，更年期並不是病，正式學名是為「更年期症候群」。九〇年代的西醫界熱衷於用「荷爾蒙替代療法」來處理更年期症候群，沒想到人工荷爾蒙不僅不乖乖治病還惹出一堆麻煩，如今不喜用藥的西醫師都是拍拍肩膀勸妳：「時間會治癒一切……」（哀～～～～）

早年我認識的一位學術界阿姨，五十歲之後的她身體狀況直線下降，整個人都病了，胸悶心悸、天天失眠，甚至短短數百公尺都雙腿無力走不了路，心情壞得不得了。跑醫院一年多，醫生都查不出病因，末了只好在病歷上寫下「更年期症候群」這幾個字結案。雖然更年期症候群不是病，但是如果症狀影響了正常的生活，還是要治療啊！不能讓過渡期的女人們，生活得這麼沒品質！

東方傳統中醫，西方自然療法裡，有許多草藥方劑可以協助減緩更年期的不適。更年期在中醫裡診斷就是肝腎陰虛，舉凡六味地黃丸、歸脾湯、烏雞白鳳丸、加味逍遙散、柴胡疏肝湯、甘麥大棗湯、酸棗仁湯等，都是治療更年期常用的方劑。不喜歡服用中藥傳統方劑，也可以利用植物性荷爾蒙來補充，如野山薯、大豆異黃酮、月見草油、琉璃苣油等。這些草藥的荷爾蒙補充劑，效果因人而異，只要有一種幫得上忙，這味草藥就解救了妳！再不然可試試食療，山藥、蕃薯、豆漿等，許多飲食療法都可以緩解更年期不適，但要切記：每日食物攝取須講究均衡，單一食物過量攝取，有害而無益。

絕經期容易有症狀，但只要好好調養，真的可以安然渡過。我在美國讀書時，班上的同學從二十八歲到六十八歲都有。同學 Hellen 才剛年過四十，在課堂上驚覺自己快步入絕經期，便決定當神農氏來嚐百草。中醫本就非常看重「預防

勝於治療」，於是 Hellen 為自己把脈確認體質，訂好療程來保養身體，不想經歷母親在絕經期所遭遇的各種辛苦。三年過去了、六年過去了，Hellen 真的沒有遇上任何一點點絕經期的不適。多年後再見到她，感覺比以前更年輕哩！

狼虎之年　想要做愛哪裡錯

講這麼多，只為了證明中醫對更年期有救！讓我為大家提供一味「New Thirty 新三十養生茶」，用杜仲、枸杞、山藥、桑寄生等配成的茶，每天早晚沖上一壺，就是最好的保養。除了補充荷爾蒙，減少潮熱之外，還能保肝固腎，減緩筋骨的不適。更重要的是這味養生茶口感順暢，天天喝也不厭倦！

再來一道「熟女壯陽湯」吧！這可不只是增加女性魅力，更是要補陽氣。中醫認為人體小宇宙應該陰陽和諧，而非陰陽對立，陽生陰長、陰生陽長，都是息息相關的。人老了陰虛是造成更年期虛弱的主因，而陰虛是因為陽不足，所以我們補陽以養陰。黃耆、黨蔘的陽氣，配合當歸的滋陰，以陽養陰，讓妳既可緩和更年期陰虛症狀，又有足夠的陽氣體力來面對人生的轉換！

小時候聽長輩提起「狼虎之年」四個字，總會看到他們臉上帶著不懷好意的訕笑，後來才明白，那是對中年女人性慾的貶低之意。中年女人性慾自主又怎樣？年輕時害羞不敢主動求愛，生孩子後沒時間享受性愛，等到年紀成熟、自信也提高了，自我感覺良好想做個愛也不行嗎？「三十如狼，四十如虎」當然更適合用來形容中年女人的體力狀態和工作成就達到人生的巔峰，此時更清楚明白自己要追求的人生是什麼，而為此積極戰鬥。關於更年期好不好過？我們就提前照顧自己，讓身體舒適平和，化阻力為動力！至於我們身上冒的汗是情慾高張的汗，還是更年期自體發熱的盜汗，噓～寶寶知道，但寶寶不說～～

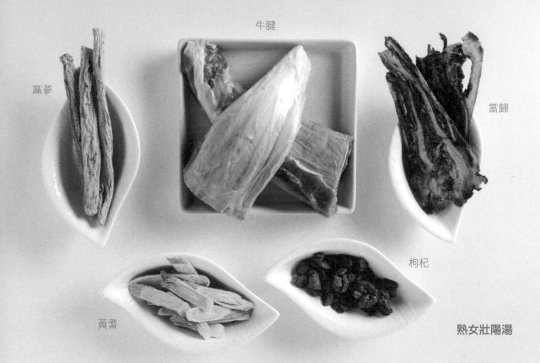

牛腱

黨蔘

當歸

枸杞

黃耆

熟女壯陽湯

藥膳

熟女壯陽湯

當歸十八克、黃耆三十克、黨蔘三十克、枸杞十二克洗淨,以及牛肉或羊肉約
五百克,切塊備用。以一千二百西西淨水將前三味中藥煮開後轉小火熬四十五
分鐘成湯頭。熬湯的同時用冷水加薑片川燙肉塊去除血沫,再將燙熟的肉塊撈
出加入中藥湯頭裡同煮,約莫三十分鐘即可加入枸杞,五分鐘後關火完成。撒
點適量的鹽巴和白胡椒,喜歡辣的不妨加一點花椒粒,湯頭鮮美極了!

New Thirty 新三十養生茶

杜仲九克、枸杞三克、山藥六克、桑寄生三克、甘草二克,一天使用一份,以
五百西西熱水沖服,味道清淡爽口好喝。這味茶能保肝固腎、減緩筋骨的不適。
常見的五十肩等問題在此年紀容易發作,也是因為荷爾蒙撒退的緣故,筋骨疼
痛的狀況更顯突出。這款養生茶非常順口,天天喝也不膩。

香氛

茉莉橙花香氛油

橙花和茉莉花是非常適合熟女的香氣。這兩種精油的氣味都是很甜美愉悅的，對於荷爾蒙撤退的女性更有調節情緒的好處。取五十西西基底油如杏仁油、小麥胚芽油等，加入六十滴的純精油，等於製作成濃度約百分之五的香氛油。香氛油比香水的味道更細膩、更滋潤，也不會有酒精的刺激性。將香氛油擦在脖子處，以及胸前，可以緩解更年期的不適，讓自己更迷人。

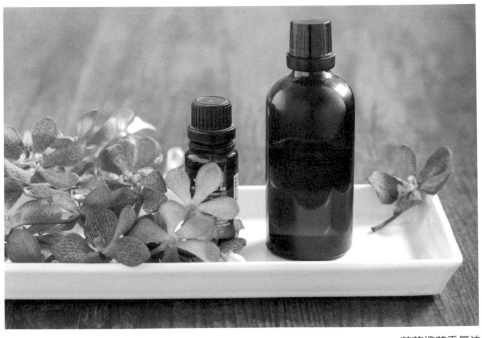

茉莉橙花香氛油

身體療癒

勝（腎）女瑜伽

熟女的筋骨和體力都不比從前，連耐性和意志力都感覺變差了，可以多做做「勝（腎）女瑜伽」。先做好深蹲姿，再將雙手互相搓熱，手掌熱了之後分別置於兩邊腎臟處做按摩，並且搭配短聲重複喊「嗡（OM）～」「嗡（OM）～」震動肚腹，肚腹要有明顯的收縮感。此動作不僅可以加強腎氣，還可強化小腹及內臟子宮等力量，還能減肚腩喔！

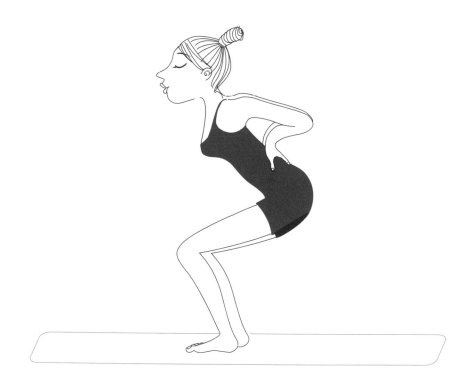

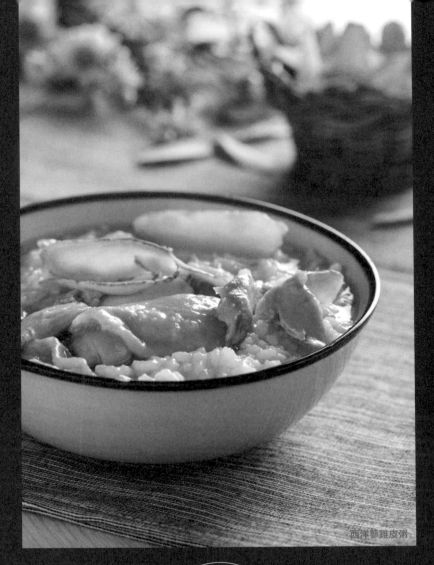

西洋蔘雞皮粥

大雪

12/06-12/08

談了經痛、更年期,隨著時序繼續往下走,大雪時節,我們來談談「老」吧。誰都想優雅地老,但人生是現實的,半百女人的走味人生就是每工作一小時就想休息半小時,根本優雅不起來,每天都在問:「怎麼跟年輕時候都不一樣啦!」忍不住幻想世界上有沒有青春之泉?怎樣才能不要老得那麼快?

生老病死,不變定律,誰都會經歷,生死我們無法決定,老病卻可以稍稍逆轉。跟「病」相比,「老」不可怕,年老色衰在二十一世紀的現在,確實可以靠一些自然或不自然的法子倒帶一下。

大雪日　季節循環入尾聲

最近的大新聞是布萊德・彼特跟安潔莉娜・裘莉離婚,布萊德・彼特不知道有沒有後悔當年甩了珍妮佛・安尼斯頓,跟上裘莉這個狠角色。可惜,就算是全世界最帥的帥哥也無法將人生倒帶,他回不到過去了。但我今天也不是想聊八卦,而是突然想起他在電影《班傑明的奇幻旅程》(The Curious Case of Benjamin Button)裡的劇情,班傑明是老頭子模樣來投胎的,活到死亡時反而像嬰兒般細嫩。說實在的,除了男女主角又帥又美,電影情節很奇幻之外,我倒覺得越活越年輕有點不蘇胡,就好像我看到中國影后劉曉慶已六十好幾,皮膚卻比二十歲時還要緊繃,真的是美得令人太無言,倒帶倒過頭了吧!

我要談的老逆轉,只要十歲,十歲就好。五十歲像四十歲聽起來是一種讚賞,六十歲像三十歲,則是一種矯情。日本的時代女神小泉今日子在五十歲時也公開說:「我一直做偶像的工作,三十歲之後還老是被說『好可愛』、『好年輕』。有沒有搞錯?我非得為此高興嗎?」女人隨著年齡的成熟,是「好可愛」、「好年輕」無法取代的。

195

上年紀有很多好處，我們不再為愛情輕易心傷，也不再為外表患得患失，我們從只會讀書的書呆子變成通達人情的女人，不再拼命工作賺錢只為了用力出國玩耍。小孩大了，我們才開始找回自己的生活，老公和男朋友沒空，我們樂得和閨蜜享受一場假掰下午茶。

不幸地是，老態是如此鋪天蓋地而來，還沒學會優雅，便腰腿無力、尿頻尿多狠狠迎面擊來。五十、六十、七十歲的女人不用生病，就有一堆說不出口的抱怨和問題，除了臉上無光、眼嘴下垂，還有皮膚乾巴巴、肌肉鬆垮垮（嗚～）。白天體力欠佳，晚上又睡不下，出門的時候拼命找 WC，回家的時候只想躺著看 iPad 連續劇。上樓梯不再一口氣，吃飯後一連串放屁。年輕無敵的體力、精力、魅力，全都漸漸離我遠去。

優雅老　智慧充盈勝可愛

想要優雅地迎接老年，中醫也有招，而且早就深深融入我們的生活中了。相傳慈禧太后除了有宮廷藥膳食療養生，還天天有專人按摩經絡保養身體。我們沒有那個命讓人天天按摩，自己敲敲打打總可以吧？讓人羨慕的滿漢全席雖然澎派，但年紀大了吃不多，滿漢全席真的擺開來，只怕會哭出來吧。

為了讓大家一起優雅地老，在「養老」這個篇章，我把壓箱寶全都端出來，來個藥膳大餐吧！有增加鈣質、膠原蛋白又補氣的「西洋蔘雞皮粥」；有強健腿腰又減重的「杜仲何首烏南瓜湯」；以及可以美容養顏、安心養神又緩解頻尿的「青春之泉甜湯大全」。因為腸胃功能已不如年輕時佳，容易吸收的藥膳粥和湯品是上選。

成熟女人的身體療癒，則不妨來練習通任督二脈。這裡不是要妳變成練武奇才，

去江湖廝殺，都一把年紀了，該退隱了。拍打任督二脈可以讓妳元氣通暢、精神滿滿。另外，每天五分鐘在頰車、地倉、人迎、承泣、四白、童子髎、印堂、迎香、鼻通等穴位進行按摩，就可以改善下垂的面肌，減少皺紋，消眼袋去黑眼圈，輕鬆變美。

身為中醫師的我，最討厭人家說「祖傳祕方」這四個字。祕而不宣的祖傳祕方是想賺大錢？謀名氣？還是禁不起考驗所以只好閉門造車？何不拿出來與世人同享。中醫養生在於簡單，隨手可得，是很接地氣的！中草藥的好，我希望大家都知道，不管是治病，還是調養，只要人舒爽，草藥們就很開心。抗老化請善用中醫養生，食療藥膳還是比打針、吞藥丸更禁得起考驗。

我是把自己當作小白鼠的中醫師，明明知道是恭維，但聽到有人說我保養的真好，看起來像三十歲，還是非常容易瞬間傻笑而開心著！但是說我像二十歲？謝了！我還真不敢領教哪～

藥膳

西洋蔘雞皮粥

十五到二十克西洋蔘加入雞腿熬煮成高湯，再加入洗淨的生米煮粥，可以選用白米、小米、糙米，或麥片，也可以添加各種蔬菜。粥煮好了，將雞腿撕成肉絲和雞皮再重新加入粥品，這道粥含鈣及骨膠原等各種營養，美容又健身。

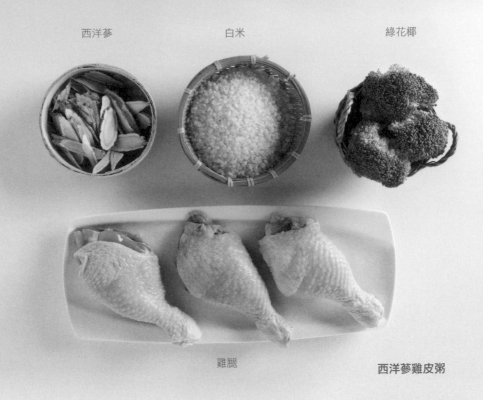

西洋蔘　　　　　　白米　　　　　　綠花椰

雞腿　　　　　　　　西洋蔘雞皮粥

杜仲何首烏南瓜湯

長相壯碩或修長的蔬菜，如南瓜、綠花椰、高麗菜、牛蒡、西洋芹、新鮮山藥等，
都有豐富的鈣質含量，加入牛肉或排骨一起熬煮成湯，同時準備杜仲三十克、
何首烏三十克洗淨入鍋同煮。可添加薑片在湯裡一起熬煮，避免蔬菜過於寒涼
傷胃。約煮一到二小時即可起鍋，起鍋前五分鐘撒上一湯匙枸杞，美麗又開胃。
萬聖節買的南瓜別浪費，煮一鍋杜仲何首烏南瓜湯，除了補鈣強健腰腿之外，
還有清腸胃的功效喔！

青春之泉甜湯大全

如鮮奶燉蛋白、銀耳蓮子甜湯、荸薺銀杏甜湯等，都可以讓皮膚保持彈性。以
上甜品的藥材如蓮子、銀耳、銀杏等，可以自由混搭，全都是滋陰潤肺補腎的
好東西。不僅美容養顏，還可以潤喉止咳、養心安神、清熱，甚至可以緩解頻尿。

香氛

滋潤面膜

擔心市面上的面膜有螢光劑等不當添加？讓我們來自製「滋潤面膜」吧！備好玉竹十二克、山藥十八克、甘草三克、珍珠粉三十克、白芍十八克、牡丹皮十八克，將以上藥材混合打成細粉。每次使用時只需取一湯匙中藥粉，加上一湯匙優格調勻，用乾淨的刷子刷在臉上敷十五到二十分鐘，即可用溫水沖洗，之後再進行每日保養程序。每週二到三次即可達到滋潤皮膚的效果。

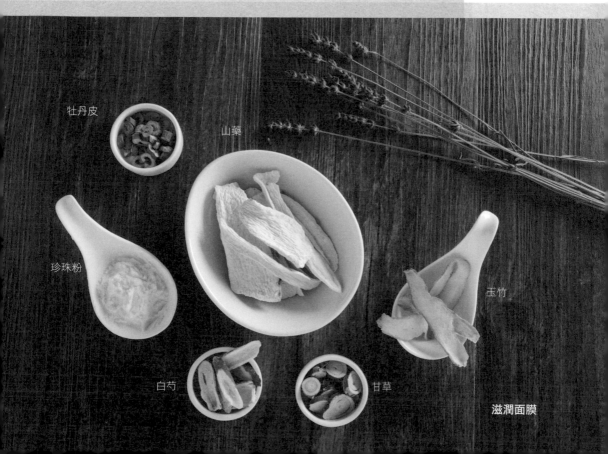

牡丹皮　山藥　珍珠粉　玉竹　白芍　甘草

滋潤面膜

身體療癒

打通任督二脈

坐姿或站姿，讓脊椎呈前後 S 形波浪狀輕柔律動，像畫太極圖一樣（見下圖）。這個身體前俯後仰重複進行的連續動作，也就是俗稱的小周天、大周天，可以打通任督二脈，顧好腸胃不再脹氣、減少放屁，也能幫助腦袋放鬆好入眠，還能縮小腹、翹臀、改善駝背和虎背熊腰。

面部刮痧、按摩

選擇小型的面部美容道具，從臉部按摩棒、刮痧棒，到導入儀，市面上琳琅滿目的工具都可以任君選擇。

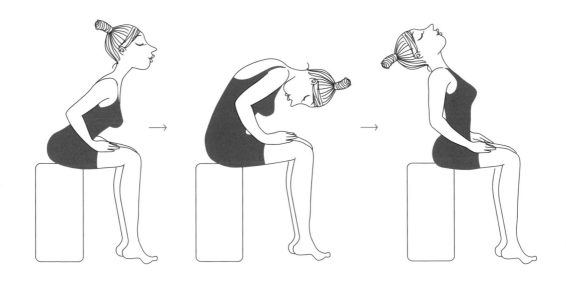

在頰車、地倉、人迎、承泣、四白、童子髎、印堂、迎香、鼻通等穴位進行按摩，不僅可以撫平皺紋，淡化斑點，還可減少黑眼圈及眼袋，讓皮膚看起來有光澤。每天五分鐘的小動作，省下微整注射的疼痛和錢錢。

要注意，面部刮痧按摩手法要輕柔，操作宜小段距離且單方向進行，以二到三公分為宜，不要過於用力來回拉扯，免得造成反效果。

加強腎經

在地板上呈坐姿，雙腳併攏伸直，腳尖上翹。挺直妳的腰，將妳的雙手高舉過頭，然後往前碰腳尖。盡量保持背部延長伸直，然後慢慢下壓。這是加強腎經的瑜伽動作，腎經管腎、膀胱、元陽之氣，還有全身關節骨頭。此動作可讓腰肌獲得調節、腿筋柔軟不易受傷、減少下肢水腫的機率、增加逛街的戰鬥力和看連續劇的意志力。

泡腳按經絡

腳底有腎、膀胱、腸胃、肩膀、頭部等相應的反射穴位，泡腳後按按腳底、揉一揉腳可改善臟腑機能，身體放鬆，晚上好睡。

我的患者跟我說，北方管泡腳叫做「燙腳」，聽起來真有畫面。準備一桶溫熱的水，浸至膝蓋高度最好，只要燙個十至十五分鐘，紅通通的兩豬腳，喔，兩隻腳就出爐囉！燙腳的溫度要謹慎，可溫熱不可過熱，要能安安穩穩地擱在裡面為宜，千萬不要燙傷自己。

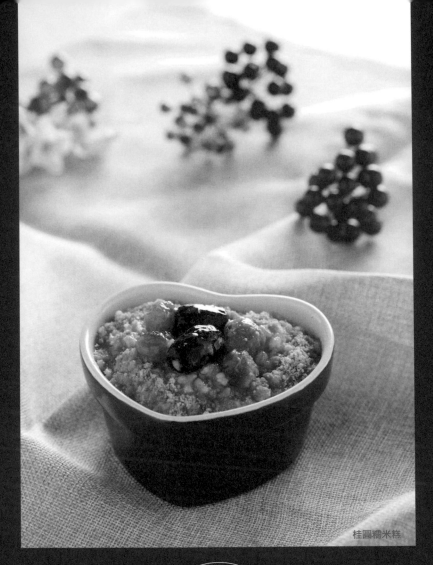

桂圓糯米糕

冬至

12/21-12/23

二十四節氣中,最轟動武林、驚動萬教的就是「冬至」!想到「冬至」,腦中立馬浮現熱騰騰的甜湯圓、暖心暖胃的餛飩湯,還有一大堆一大堆的補湯!冬天冷嘛,本來就該吃吃喝喝。

冬至前,離家打拚的小孩也會接到媽媽電話,關心地問:「要不要回家吃湯圓?太忙啊?那要記得自己煮一碗來吃喔。」媽媽嘴上不說,但媽媽心裡難過,湯圓只是個小引子,她多希望出門在外的孩子可以回家讓她補一補,千萬別瘦了。

冬至想媽媽　寒冬燉補最暖心

總是要年紀漸長,才能夠懂媽媽的心。離家讀書的大學生、出門奮鬥的上班族,常常忙過頭沒吃飯,冬至這天接到媽媽的電話,想起媽媽煮的麻油雞、四物排骨湯、薏仁紅豆湯……,心暖暖的,眼角也濕濕的。

在美國二十年了,我遇見許多南北各地來的中國人,對台灣菜以及台灣媽媽的手藝都讚不絕口。北方小姑娘跟我說,她們平日家裡吃飯,通常就是一道菜配一大碗飯,快快解決。而她台灣男友的媽媽,每餐都滿滿一桌,四、五個人吃飯卻像辦宴席,她羨慕得要命,直說:「台灣小孩真的好幸福!」不只如此,台灣的美食正在征服全世界,波霸奶茶、炸雞排,讓外國洋學生甘願排隊等待。

台灣美食中,藥膳燉湯佔了很大的一塊版圖,鹹點從藥燉排骨、羊肉爐、薑母鴨、燒酒雞、藥膳火鍋、四物湯、當歸土虱、四神湯、麻油雞,一路到黃耆鱸魚湯;甜的有涼涼的蓮子湯、薏仁湯、綠豆湯、銀耳湯、酸梅湯、洛神茶,到熱的紅豆湯、花生湯、酒釀湯圓、八寶飯、桂圓糯米粥……。在國外的我,寫出這一大串食物都快哭了,每次想吃的時候,只能想辦法自己下廚搞定,不像在台灣,只要走到巷子口或騎車到夜市就能享用(哭哭~)。

「藥補不如食補」，愛吃會吃的台灣人深諳此理，也因為用食物養生，與西方女人相較，我們這些黃皮膚女人看起來比較年輕。沒辦法，老外愛吃澱粉、愛喝冰飲，餐餐吃生菜沙拉配麵包喝冰可樂，飯後還來一大份蛋糕，這種吃法，別說美貌消失得快，身體也容易變得沈重肥胖。

相反地，台灣婆婆媽媽最知道如何進補，南方濕冷的冬天，薑母鴨、羊肉爐都可以去祛濕去寒，為來年的身體打個底。乾冷的北方，體格高大的東北人也知道來碗餛飩、吃個餃子，酒釀蛋花甜湯更是小朋友的最愛，吃得開開心心臉上紅通通的好可愛。

食補有學問　大小男女有秘訣

在冬至這個節氣裡，我來為大家統整一下補方該怎麼吃更有效吧。從小孩補到大人，男孩補到女孩，全家都健健康康！

家中小孩若是食慾差或面黃肌瘦不長肉的，就吃四神湯，內有芡實、蓮子、山藥、茯苓等四樣中藥，也有人再加薏仁，和豬肚、豬腸或排骨一起燉，可幫孩子健脾開胃、增強食慾。還有的媽媽會以形補形，不好好讀書的孩子，就燉豬心或豬腦湯，孩子缺啥補啥，千萬別笑媽媽傻，那真的有用（蓋章）。

青春期的孩子長不高，抓幾帖藥膳回來燉藥膳排骨，像是十全、杜仲類的中藥，讓青少年補氣血補肝腎強筋骨，順利長高。小女生月經來，就準備四物雞湯，當歸、熟地黃、川芎、白芍，再加紅棗和枸杞兩味養肝血的果子，讓少女能補血調經，改善經痛、養顏美容。至於家中大小女生們，若是容易手腳冰冷，面色無華，加了大量爆薑的麻油雞湯絕對是上選，喝湯吃麵線真的超幸福滴！

正港台灣男人在外打拼事業之外，還需照顧家庭，可說是蠟燭兩頭抱著燒，澎湃的羊肉爐和薑母鴨都是能餵飽丈夫的大餐，加了許多中藥材的羊肉湯溫而不燥，養肝脾腎，補氣血陰陽。薑母鴨除了有氣血雙補的功效外，更能滋陰降火氣。如果老公壓力過大，肩膀沈重、面露倦容時，來一碗燒酒雞真的是猶如注入一股強心劑，不僅活血化瘀，改善腰酸背痛，還可以一解失眠及慢性疲勞，繼續奮鬥三天三夜（大誤）。

家中有公婆要伺候，小火燉鍋銀耳蓮子湯，柔軟好入口，最適合老人家吃了，熱熱的吃可以養心潤肺，也有滋養皮膚，補充膠原蛋白的功效。桂圓糯米可以煮成八寶飯甜點，也可以煮成粥品，入肝腎的桂圓、補脾胃的糯米，也適合肌肉無力，腎氣虛的長者經常服用。

至於最辛苦的媽媽們，別忘了為自己補一補，從四物湯、西洋蔘雞皮粥到熟女壯陽湯，都是超級養生的食補燉湯。如果想吃點清淡的，就為自己熬一鍋黃耆山藥大骨粥。三、四十克黃耆加入大骨及些許薑片去腥熬煮成高湯，將雜質過濾後，直接將高湯加入洗淨的生米開始煮粥，可選用白米、小米、糯米或麥片，還可以依喜好添加小魚、肉絲，亦可加入山藥、菠菜、空心菜梗等，打個蛋花，灑點鹽就香噴噴。這道粥品含鈣豐富，又有蛋白質和蔬菜纖維，很適合當作正餐享用。

冬至，不一定是最冷的一天，卻是最晚日出，最快天黑，日光最短的一天。如果沒時間燉補，那就來碗餛飩，「混沌」的冬天，日光短短，唏哩呼嚕喝碗熱餛飩好過冬。中國人的養生完完整整融入生活飲食之中，依據著四季更替而調整身體所需的食物，夏天不會吃燒酒雞，冬天也不會喝青草茶，所有的進補，都緊緊隨著季節變化而服務著人們。

平凡小幸福　學道補湯暖娘心

大地之母依土地、節氣，給予我們人體小宇宙充足的養份，從食物到草藥，都蘊含了大地之母的愛與智慧。人們必須展現尊重和配合，才能共存共榮，有最好的平衡養生作用。

中國對於大地之母有很深的理解與智慧，發展出來的中醫更是講究平衡。舉例來說，老外很難理解食物有陰陽寒熱，我只好用溫度來比喻，溫度高讓妳的身體升溫、增進循環，脾胃好吸收，始能有營養。但是中醫理論所談的陰陽寒熱，絕對不僅僅是溫度高低的數字而已，而是一種平衡療法，講究補不足而損有餘。忙了一整天，下班和同事去吃個羊肉爐，一股暖流衝上脖子，頭痛馬上都不見了，晚上還能睡個好覺；四肢冰冷的小女生，喝了一碗四物湯，手腳馬上就暖了，肚子也不再那麼容易隱隱作痛。

老外覺得經絡和氣功很玄，但是看不到的不代表不存在，我們都是真真實實地在感受身體的好與不好，聆聽內在的變化，體驗養生之道。媽媽燉的湯也真真實實地照顧了我們的體質，這是很平凡的幸福，我們不想常常生病，我們要健康，如此而已。

冬至這天，別等媽媽打電話來了，先打電話給媽媽，問她吃飽了嗎？有沒有人陪？如果有點時間，就回家為媽媽燉一鍋補湯吧。幸福是互相的，我們在媽媽的補湯中長大長壯，媽媽也能在我們的補湯中好好度過老年。

藥膳

桂圓糯米糕

半杯的糯米加半杯的白米洗淨泡一杯水待用，喜歡 Q 軟口感的可再增加糯米比例。桂圓去殼用水沖洗後，放在白米上方，加入二杯水用電鍋同煮，也有人喜歡加紅棗同煮。此道甜點再多加三杯水煮成粥亦可。等電鍋跳起來之後，再加入適量的黑糖攪拌均勻。我最愛在吃的時候撒上一匙花生粉，香甜又暖胃！

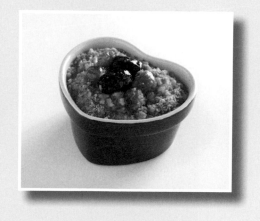

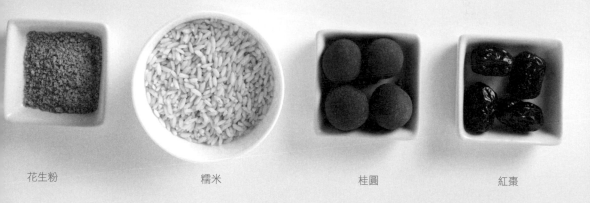

花生粉　　　　　糯米　　　　　桂圓　　　　　紅棗

桂圓糯米糕

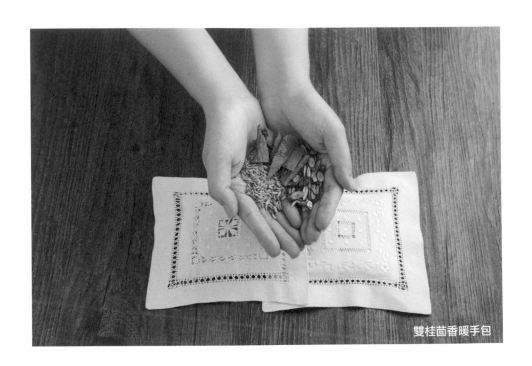

雙桂茴香暖手包

香氛

雙桂茴香暖手包

媽媽整天忙碌，卻血液循環不好，手腳冰冷，為媽媽做一個暖暖包吧！選一個
漂亮的小布袋，填入肉桂十二克、桂枝十二克、小茴香十二克，或等比例加倍
亦可。記得在中藥材的周遭填充一些有機棉花才不會扎手。想要使用時，放入
微波爐加熱一至二分鐘，就可放在媽媽的手裡，陪媽媽看電視，讓媽媽享受一
個溫暖的夜晚。

身體療癒

膀胱經發熱操

膀胱經正式全名為「足太陽膀胱經」，它貫通頭部至足趾，從眼睛到足根都歸它管，是身體陽氣最盛、涵蓋範圍最廣的經絡。通常溫暖活絡膀胱經的方式，是以空掌或空拳，每天敲打整條膀胱經來回數次，直到身體皮表微微發熱。從頭頂正中左右旁開一寸，再左右各分兩路線相距約一寸，用空掌一路向下拍打至頸部、背部、臀部至膝蓋後方。可以促進身體循環，改善手腳冰冷。拍打膀胱經可以增加身體的陽氣，可以讓妳有精神、有元氣、臉部紅潤氣色好、腰腿強壯膀胱有力。

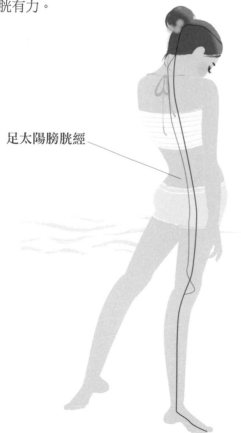

足太陽膀胱經

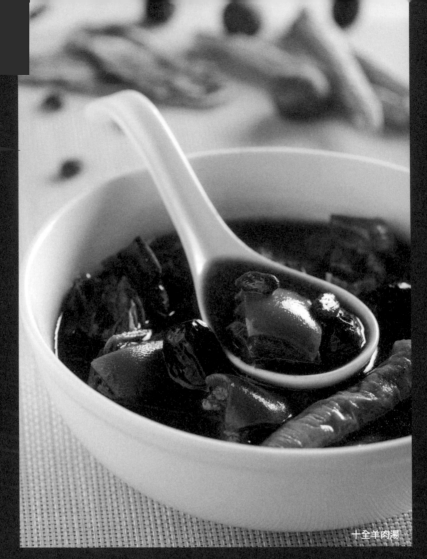

十全羊肉湯

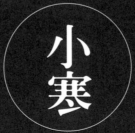

小寒

01/05-01/07

小寒來了，天氣越來越冷，新年很快就到了！這個季節，簡直是養豬啊——吃完了十二月底的聖誕大餐，即將迎來一月份的春酒，二月份農曆新春又有家族拜年——雖然說冬天本來就該吃得飽飽的，但再這樣毫不節制地吃，真的很快就會變成豬了吧！（快逃～）

小寒胃口開　腸胃不好老堵住

我沒有要煞風景叫大家減肥，相反地，我真心常講的話是：「能吃便是福。」畢竟並不是每個女人都有福享受大餐的。消化系統出問題時，雖然不是病，卻很令人不爽，痛起來也是要命！有很多的熟女跟我抱怨：「隨著一年一年過去（不是老去！），消化系統越來越弱，肚子餓胃痛，吃多了脹氣，吃油了拉肚子，吃肉就胃酸逆流。明明年輕時大口大口吃都沒問題啊！現在美食當前都不敢放開來享受，人家以為我矜持，不是啊，我是不敢啊！」

熟女不敢吃的苦，我真的很瞭，為「吃」所苦的患者也不少，例如王小姐。王小姐的皮膚非常美，即使年近六十，手臂依舊白皙透明。她是知名企業的高階主管，全身穿的都是最典雅的款式，俏麗短髮梳得蓬鬆自然，臉上抹點粉塗個口紅，看起來神采奕奕。每週來診所報到的她，身體健康無大病，就是喜歡做經絡針灸保養腸胃。王小姐注重養生，每天起床神清氣爽，水果加燕麥就是她的健康早餐，傍晚回家也是簡單輕食少量，準時九點上床休息。

然而，午餐是她的罩門！每天跟著同事外食，餐館裡口味重又油膩，一下肚馬上就會小腹脹氣，簡直像懷孕。早上明明就很平坦的小腹，中午過後，窄裙立刻擠出三層肉；辦公桌下偷偷脫掉的高跟鞋，睡過午覺後根本穿不回去。身為主管，社交性的下午茶時間她完全逃不過，吃塊蛋糕喝杯奶茶，馬上胃酸逆流，胸口好像有無數的氣泡小精靈在跳舞，頭也好像被通電似地竄痛起來。更慘的

是，這些下肚的食物如果隔天早上能夠拉出來，那就解放了，偏偏都出不去。偶爾運氣好，吃幾顆黑棗就能有便意，偏偏倒楣的時候居多，軟便劑、肛門栓劑都使上了，肚子還是毫無動靜，不拉就是不拉。

霸凌二人組　脹氣便秘哥倆好

只是不拉，那還不是最慘的，各位同學，脹氣和便秘這哥兒倆是霸凌二人組，有時脹氣弟來，便秘哥不來；但便秘哥現身時，脹氣弟肯定亦步亦趨。動過腹腔手術的女性，更容易會遇到消化系統不佳的毛病；另外像月經不調，容易經痛的女性，也常常在三十歲過後開始消化不良。容易緊張、生活壓力大、患有膽結石、胃潰瘍等病號，便秘哥與脹氣弟也非常容易常相左右。醫院通常給胃藥、制酸劑、軟便劑，試圖消氣通便，然而這些藥也常有耐受性及副作用，像是更難排便，或者更脹氣腹痛。（咦？怎麼藥物跟症狀打架？吃藥不就是為了排便消脹氣，怎麼吃了反而……？）

且讓我這個中醫再度出馬解說吧。每個人肚子裡的私人專屬消化系統，從嘴巴到降結腸，一路向下有好多好多道路工作者和清道夫，腸胃裡數以億計的消化酶整天上上下下的忙個不停，小傢伙們二十四小時工作不得閒，只要來個霸凌的便秘哥及脹氣弟，小傢伙們馬上嚇得罷工，不工作了。與其補充制酸劑（殺死小傢伙）或者軟便劑（大水來襲），不如服個益生菌及蔬菜來得自然健康。

小時候在故事書裡讀到「蔬菜纖維就是肚子裡的抹布，會把腸胃擦得乾乾淨淨」。所以多食蔬菜及纖維含量高的食物有助腸胃蠕動、排便順暢。蔬菜以外，水份也是確保腸胃道通暢的要素，保持健康適量的飲水習慣，腸胃道自然乾淨清爽好蘇湖～

那麼，益生菌在哪裡呢？我們的腸胃道裡有無數的消化酶，消化酶中有好的益

生菌和壞的細菌，他們常常此消彼長，互相保持一種默契式的平衡。壞的細菌是街邊流氓，好的細菌是好傢伙，幫助我們嗯嗯順暢。廣告裡的養樂多、優酪乳，都號稱自己有好多益生菌，的確為許多人謀了福利。但是也要小心這些飲品的糖分過高，很可能反而加重身體負擔。其實新鮮的蔬菜水果才是益生菌的主要來源，會促進體內的益生菌部隊更強大，小小兵團便可打倒霸凌二人組。

脹氣這壞傢伙也很會趁虛而入，吃飯時配飲料、看手機，以及不停說話，常常是脹氣、胃酸逆流的主因（哈哈，一下子打趴所有人）。吃飯拚命講話卻不會脹氣算妳厲害，但若容易脹氣，記得吃飯時少配飲料以免沖淡消化液；不要看電視手機，以免讓血液都衝到腦部而不是胃部。盡量養成吃飯時認真動口吃飯的習慣，少講話、少吞一些空氣吧。我知道我知道，現代人忙碌得很，不是趁吃飯時開個小會，就是趁機滑手機講八卦，真的很難「專心吃飯」。但是，短短一頓飯，十五至二十分鐘好好專心吃、細嚼慢嚥，強過事後吃胃藥配胃乳啊！

脹氣和胃酸逆流也較容易發生在氣虛時，比如忙了一整天，晚餐一下肚就脹氣；或者加班熬夜時、感冒生病時。若妳了解自己的身體，在氣虛或較疲累時，請掛上「請勿打擾」的牌子，安安靜靜吃頓飯，主食減半，少肉多蔬菜，慢慢品嚐食物的美味，腸胃會愛妳的。千萬不要忙累了一天之後，為了犒賞自己而暴飲暴食，妳的腸胃一定很想跟妳發脾氣。

病在腸胃好治　病在貪吃難調

腸胃蠕動本就不快，若體溫過低腸胃蠕動就更慢了，這也是為何冬天更多脹氣不適的原因。此外，背部肌肉緊張僵硬的人，也會造成腸胃內臟血流不足，消化功能會變差。背部僵硬的人肯定胃也不好，胃不好的人也需加強背部肌肉的柔軟度，就是這個道理。如何保持肚腹溫暖、肩背放鬆、腸胃舒適？除了改變

飲食習慣，有些積極的保健項目可以配合進行，改善消化不良的症頭，例如可考慮一些保護和按摩腸胃的瑜伽動作，像瑜伽貓姿就可以放鬆背部肌肉與胃部的括約肌，紓緩胃痛。

如果大餐後感到脹氣，腸胃實在脹得不舒服，還有個簡單招式——敲打胃經上的穴位，如豐隆、足三里和梁丘這三個地方，兩、三分鐘後就會打嗝，打了嗝，胃就舒服了。這招真心好用，我常常在檯面上維持優雅，餐桌下偷偷敲打！

歲末年冬，真的是大吃大喝的季節，但千萬不要太過頭啊。和閨蜜們吃火鍋、烤肉時，不要非吃到站起來才發現已經滿到喉嚨。雖然外套一穿可遮三個月假孕，打嗝放屁完又是一枚淑女，但可別忘了胃酸逆流好痛苦哇。

親愛的大美人們，別再折磨妳們的胃了，胃氣虛容易胃痛，肚子餓就打嗝，肚子飽就便秘，簡直是痛苦的循環。胃氣逆和胃氣虛都可以逆轉勝，只要妳減少虐待妳的胃，不要讓胃超載，也要經常按摩放鬆，加強腸子的蠕動。請千萬記住「病在腸胃好治，病在貪吃難調」！

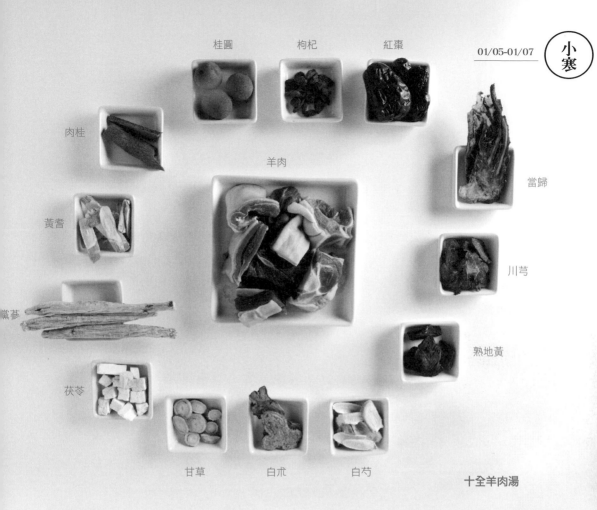

桂圓　　枸杞　　紅棗

肉桂

羊肉

當歸

黃耆

川芎

黨蔘

熟地黃

茯苓

甘草　　白朮　　白芍

十全羊肉湯

藥膳

十全羊肉湯

暖胃的十全羊肉湯，最適合生活緊張、壓力大，容易胃寒、胃痙攣的女生使用。
當歸十二克、川芎九克、熟地黃十二克、白芍九克、黨蔘十二克、茯苓十二克、
白朮九克、甘草三克，生黃耆九克，肉桂六克與桂圓三到六顆，以上藥材洗淨
後用中藥過濾袋包好，入水煮成二千西西的湯頭。另外準備帶皮羊肉約五百到
八百克切塊，加薑片川燙好備用。等湯頭熬成咖啡色時，再加入川燙的羊肉同
煮。約一小時熬煮後，起鍋前再加入枸杞、紅棗、鹽適量。怕羊肉羶腥的人可
再提前加入小茴香九克，八角六克，還可軟化肉質。

香氛

快樂腳足浴

忙得沒時間去腳底按摩？熱水泡腳也是超舒爽的～～。桂枝九克、川芎十二克、乾薑十八克、艾葉六克、花椒三到六克（皮膚敏感者請少量使用）、木香九克、百部九克、白朮六克、板藍根六克，放入熱水中，可以泡澡，也可以泡腳暖身。約十到十五分鐘的足浴，就會讓身體出汗，通體舒暢。

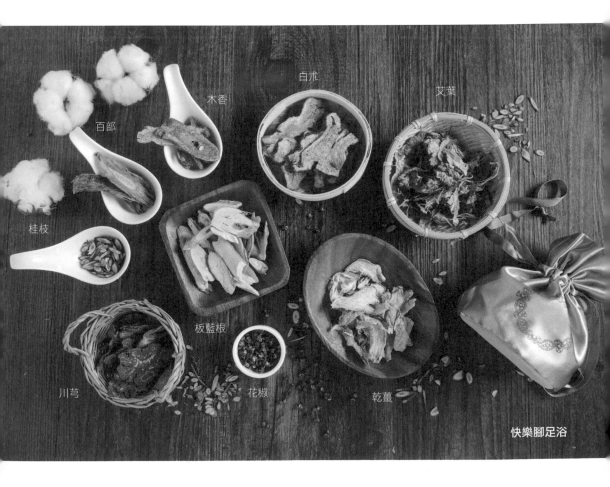

快樂腳足浴

身體療癒

腹部按摩

有腸胃困擾的人可常按摩腹部。面朝上躺下，雙膝彎曲，足底觸地。脖子肩膀放鬆，背部完全躺平，肚子要完全柔軟不緊張。手掌張開，以肚臍為圓心，用掌根輕輕順時針方向打圈按摩肚子。之後可再加強用手指點按天樞、氣海、關元、上脘、中脘、下脘等穴，雙手拇指垂直下壓穴位，然後肚皮肥肉用力將手指抵出來，重複數次可加強內臟力量。要記得千萬別在剛吃飽的時候做啊！

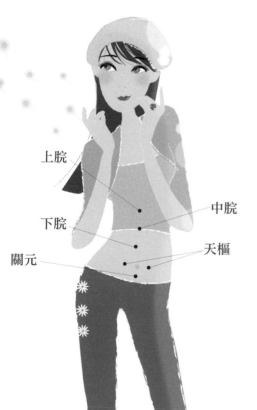

上脘

下脘

關元

中脘

天樞

瑜伽貓姿

手掌和膝蓋四點著地採跪姿，背部向上拱起約五秒，然後反方向下壓（頭抬高，肚臍欲觸地）五秒，來回進行數次可放鬆背部肌肉，讓胃的括約肌放鬆而不再容易胃痛。結束時可以用孩子姿休息——臀部往後坐在足跟上，手臉貼地，腹部貼近大腿，調整成緩慢呼吸。

瑜伽站立貓姿

雙腳蹲低，略彎曲相纏，雙膝相抵，雙足踝交叉相抵。雙手在胸前彎曲交纏，雙手掌面對面，雙手肘相抵。上半身儘量伸展拉長，腰、背、脖子拉長，停留三十秒到一分鐘再解體。站不穩請先靠牆試做。

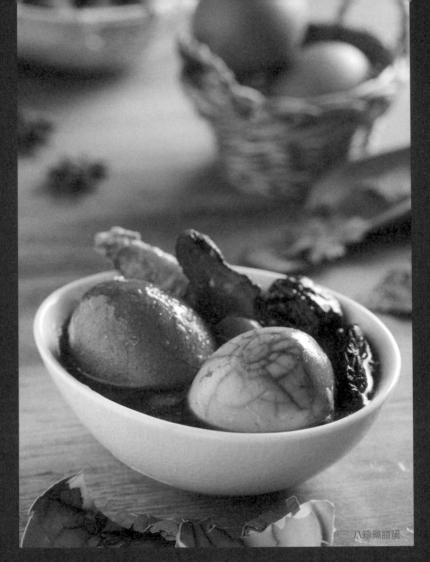

八珍藥膳蛋

大寒

01/19-01/21

中國新年即將來臨，令人期待的年假就在眼前！此時乾冷的北方正下著沒完沒了的大雪，躲在家中的南國子民則是過著又濕又寒的冬天，哪裡也不想去。

台灣雖然不下雪，一遇到陰雨綿綿的下雨天，那種穿透力強的濕寒，真是凍到骨子裡去了，即使氣溫不至零度以下，卻已讓人鼻涕直流、頭痛纏綿。捷運站、公車上，戴著口罩圍巾帽子和雨傘的女人們，全部都縮成了一球球可愛的小毛團，一年中最強大的冷莫過此時，所以才被稱作大寒！

冷天頭痛　病因複雜細辯證

說到冷，頭就痛了。頭痛有兩種，一種讓妳愁眉深鎖臉上三條黑線，一種讓妳目光呆滯五官僵硬。撇開病因性的頭痛不談，光是日常生活中頭痛的事情就已夠多的了！月底了，頭痛！銀行帳戶數字下修了，頭痛！同事離職了又不請新人，頭痛！小孩不聽話，除了頭痛，心也痛！每每想到這些事，眉頭的兩道皺紋越刻越深，連老公都看不下去，想動手把我們的眉頭撥開放大，PS 修圖一下。

不開玩笑，頭痛的人，有時候真的從外觀就看得出來。美麗與氣質兼具的姚小姐已年過半百，一六五以上的身高加上美腿修長勻稱，第一次進我的診所，每個人都被她的美驚呆了。她穿著荷葉邊白上衣搭配剪裁合身的短褲，拎個名牌包，頭戴草編巴拿馬帽，大大的眼睛霧濛濛，唇色淡淡……我看到這裡，職業病就來了。我發現她的大眼睛不是因為戴瞳孔變色片，且唇色也絕對不是畫咬唇妝。還沒把脈，心裡就已經有個底，一問之下就全懂了。

姚小姐從小就頭痛，西醫中醫全看過，各種檢查做遍了，就是沒有查出理由。醫生開了最強效的止痛藥，姚小姐照三餐吃外加宵夜一顆，睡前還需再吞安眠藥，才能頭不痛的好好睡上一覺。這一年月經不來，更年期報到，狀況更糟糕

了！數十年來的習慣和依賴，止痛藥是更不能停的，只要脖子開始有僵硬感，就知道大事不妙，要頭痛上身了，若沒有吃止痛藥，下一步就是兩側太陽穴劇痛，再來就會全頭劇痛到想在地上打滾。

雖然查不出病因，但至少不是腦部腫瘤或癌症，心安了一半。可是每天這麼痛下去也不是辦法。中醫師「望、聞、問、切」就知道，氣血兩虛就會有這種現象，若遇到「天氣＋內因」就變成「外寒＋內濕」，狀況就會加劇。

因為姚小姐實在試過太多中藥和飲食療法，我決定回歸最基本的調理，讓她用中藥外敷薰臍，補氣養血，再用針灸安撫過於亢奮的神經，使痛覺下降。沒多久，她的頭痛就紓緩了，不再每天痛到天崩地裂。

像姚小姐這麼極端的例子，的確需要中醫師專門調理，但是日常生活中偶爾頭痛來襲，該怎麼做呢？

頭痛在中醫辯證裡，有許多不同的的症型，與各種不同經絡的頭痛：

● 依頭痛的描述來分：頭悶脹痛屬氣虛，頭空痛屬血虛，頭局部刺痛屬血瘀，頭痛加頭暈屬氣血兩虛。

● 依頭痛的部位來分：額頭痛屬胃經，頭頂痛屬督脈，兩側太陽穴痛屬膽經，後頭痛屬膀胱經。

● 女生依頭痛與月經的關聯來分：月經來之前的頭痛，屬血虛。月經來時的頭痛，屬血瘀。

除了以上辯證，頭痛還有其他原因：

● 與情緒有關的頭痛：緊張型頭痛、壓力型頭痛。

● 與病狀有關的頭痛：叢發性頭痛、緊縮型頭痛、偏頭痛。

● 補充說明：吃太飽會頭痛，消化不良會頭痛，天氣太冷血管收縮也會頭痛。

若是慣性頭痛或每天頭痛，記得找醫生診斷治療千萬別拖！但若檢查報告正常，中醫有許多小法子，如中藥茶飲、刮痧或經絡穴位按摩，都能緩解頭痛。

首先，檢查一下妳的不良生活習慣，試著微調，就可以輕鬆避免頭痛來襲：

● 是不是愛吃冰和冷飲？若喝完冰水會頭痛或太陽穴緊痛，頭痛的原因根本很清楚！請不要再自我感覺太過良好的一直喝冰，忽視頭痛的警訊！

● 洗完頭不愛吹乾頭髮？老人家常講，洗完頭不吹乾會得「頭風」，指的就是頭痛。年輕時不吹乾都不會痛，為什麼現在有年紀就頭痛了？濕涼的頭皮本就容易使頭皮血管收縮，微循環變差，頭痛指數就會上升。有些人比較幸運，年輕時沒有體會，等有點年紀還洗完頭不吹乾頭髮，頭痛就是自找的。

● 喜歡熬夜打電動不睡覺？晚上本來就是人類休養生息的時間，晚上妳不睡覺，持續工作或熬夜看電視、打電動，自然使得妳的眼睛和腦袋瓜子不斷地過度運作耗損，頭部自然容易血管緊張收縮造成頭痛。

● 喝酒宿醉頭痛？此屬樂極生悲，不在討論之列。（欠打）

頭痛不除　美肌模式也沒用

那麼，如果偶有頭痛，該如何自我緩解呢？

天冷造成的頭痛

氣血陰陽俱補的十全大補湯＋泡腳。（顯示為頭痛醫腳 OK ！）

因為天冷血管收縮引起的頭痛，表示妳的頭部循環不佳，出門時除了把自己用衣服包好包緊之外，請記得帶上圍巾和帽子，因為只要讓血液順利從脖子抵達頭部，頭痛狀況自然不容易發作。

若自認氣血循環較差的女孩，可以考慮每周進補一次「十全大補雞湯」或「十全大補排骨湯」，除了暖身子以外，更可以開胸解鬱、理氣活血、安神助眠。怕吃補太過的女朋友們，也可以煮「八珍藥膳蛋」，吸收了中藥湯汁的藥膳蛋是非常好吃的早餐或點心喔！沒時間進補？可以試試頭痛醫腳——覺得脖子僵硬，手腳發冷的時候，就趕緊睡前熱水泡個腳吧，可預防或阻止頭痛上身。生活中真的有很多小方法，可以緩解頭痛。

月經之前或月經時的頭痛

超有感的脾經按摩＋中藥茶飲。（顯示為順便治療痛經！）

每個月月經快來時，由於身體集中火力在下半身製造月經，致使其他部分容易出現血虛的狀況，例如頭痛，或肩頸酸痛（在下本人就是後者）。此時可按摩脾經，脾經全名「足太陰脾經」，從足大姆指隱白穴，一路按到腋下大包穴，可以讓全身血液回流變快，減輕心臟負擔，緩解血虛造成的頭痛，更能改善月經期間容易出現的手腳冰冷和水腫現象。按摩脾經可在每天起床與睡前各進行一次，每次五到十分鐘即可，請在身體放鬆的情況下進行，按摩過後也要記得喝點溫水，促進循環以及加強排毒。

頭痛和經痛比較厲害的女朋友們，可考慮中藥茶飲「川芎枸杞茶」，其中主角川芎是引血上行頭目的溫性藥草，很適合女生月經前或經期中用來解除頭痛。水腫者可加一些益母草和龍眼，加強腎氣的運行和排水。

壓力型的頭痛

刮痧＋熱敷＋好好睡＋不要吃太飽。（顯示為順便減肥！）

壓力使人成長，卻也讓人容易暴飲暴食，進而造成頭痛。壓力來時，腦壓升高、血管收縮、腎上腺素大量分泌耗損，自然容易造成身體疲累和疼痛。此時勸人家「放輕鬆！不要有壓力！」還不如傳授幾招頭痛刮痧法比較受歡迎。

因壓力所導致的頭痛，會讓人覺得整顆腦袋好像不斷在發燒散熱中，此時不宜冰敷或沖冷水，請用刮痧按摩的方式散熱：

● 用梳子型的刮痧板梳理頭部膀胱經，膀胱經全名「足太陽膀胱經」。從睛明梳理到後脖子髮際線下即可。將頭頂分成五道路線，正中間為督脈，旁開兩側各隔一寸左右為膀胱經內外線，都可以慢慢的梳理按摩。

● 刮痧或按摩後，進行熱敷。對，妳沒聽錯，是熱敷。壓力型頭痛之所以會發熱，是因為引擎怠速過高所以過熱，不是真的有內熱。刮痧按摩完後，在肩膀脖子處熱敷，讓血液上達腦袋瓜，汽油進來了，引擎就可以順利運作啦。

● 壓力型頭痛別忘了充足的睡眠，以及不暴飲暴食。天大的事，本姑娘明天再說，睡飽了，頭痛就不見了！應酬請勿吃過飽，腦袋都沒血了，還往肚子裡塞一堆東西，讓血液又到腸胃超時工作，大吃的犒賞，變成對身體的虐待。

頭痛能說的真的很多，以上我們逐一化解，若能自我分辨頭痛原因、症型，幾乎是可以見招拆招的。不要以為頭痛事小，輕忽了它，頑固性頭痛很有可能就

是妳養大的。頭痛時臉色慘白或者臉色發青，再加痛苦面容，還真的為妳多添上了幾筆不必要的歲月痕跡，一照鏡子，各種皺紋越刻越深，頭更痛了！在意美容的姐妹們，我深深地以為頭痛不除，美肌模式就不可能達成，為了我們的漂亮與健康，大家一起來保養！

藥膳

八珍藥膳蛋＋進階版十全三式

當歸九克、熟地黃十二克、白芍九克、川芎十二克、黨參二十四克、甘草三克、茯苓九克、白朮六克，洗淨後，用一千西西淨水燉湯，另外準備四到六顆煮熟、不要剝殼的白煮蛋，直接加入中藥湯頭同煮。燉越久越入味，色澤會像茶葉蛋一樣呈咖啡色。重口味的可另加入一滷包和一湯匙醬油。冬天容易手腳怕冷的人，還可加黃耆十二克、肉桂三克、紅棗三到六克、枸杞三到六克（後兩者可增加甘甜度），做成「十全藥膳蛋」。

十全藥湯滷完蛋後不要倒掉，加雞腿或排骨再燉成「十全大補雞湯」或「十全大補排骨湯」，湯底還可以加入麵條及蔬菜成為一碗滋補湯麵。這十全藥膳蛋、十全大補雞湯、十全大補排骨湯，我稱之為「十全一家人」或「十全三式」，有沒有很厲害！

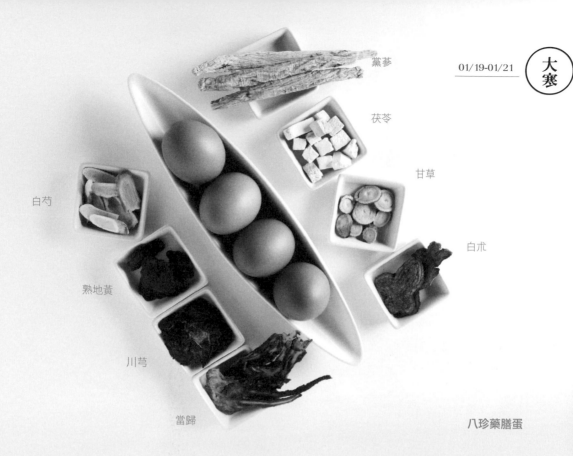

黨蔘

茯苓

甘草

白朮

白芍

熟地黃

川芎

當歸

八珍藥膳蛋

川芎枸杞茶

川芎是引血上行頭目的溫性藥草，加上香甜的枸杞和小量的當歸，適量的香附、桂枝，味道有點像日本的中將湯，是很適合月經前或經期中頭痛使用的茶飲。水腫者可加一些益母草和龍眼，加強腎氣的運行和排水。使用方法：川芎九克、枸杞三克、當歸三克、香附六克、桂枝三克、益母草三克和龍眼六克，以上藥材洗淨後，用一千西西淨水煮開即可享用。

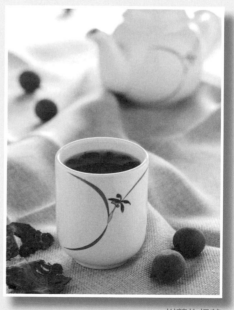

川芎枸杞茶

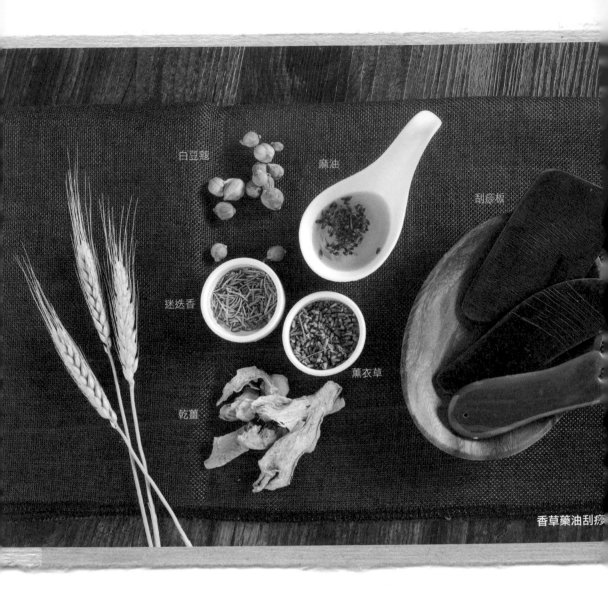

白豆蔻

麻油

刮痧板

迷迭香

薰衣草

乾薑

香草藥油刮痧

香氛

香草藥油刮痧

以拇指指壓按摩百會、四神聰、風池、印堂、太陽、角孫、童子髎，可以搭配
薰衣草、迷迭香、白豆蔻、薑，浸泡在麻油裡製成藥油，拿來做按摩或刮痧用。

身體療癒

足太陽膀胱經刮痧

用梳子型的刮痧板梳理頭部膀胱經。從晴明梳理到後脖子髮際線下。將頭頂分成五道路線，正中間為督脈，旁開兩側各隔一寸左右為膀胱經內外線，都可以慢慢的梳理按摩。也可用拇指指壓按摩百會、四神聰、風池、印堂、太陽、角孫、童子髎。

足太陰脾經按摩

從足大姆指隱白穴，一路往上按到腋下大包穴，可以讓全身血液回流變快，減輕心臟負擔，緩解血虛造成的頭痛，更能改善月經期間容易出現的手腳冰冷和水腫現象。

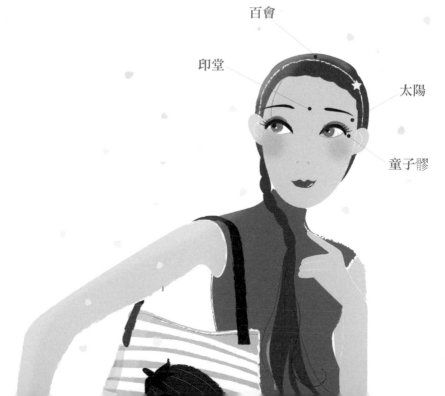

百會

印堂

太陽

童子髎

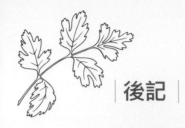

平衡有度才是養生之道

濕冷的冬天就令人想起辛辣溫暖的薑茶。

十幾歲的我，因為很少見到早出晚歸做生意的爸爸，某年冬天為了與父親多相處，拽著爸爸的衣角跟著去登台灣最高峰玉山。天寒地凍，路上溼滑，氣喘吁吁爬到三千公尺就已頭昏腦脹缺氧嚴重，到了三千四百公尺的排雲山莊時，小女生只想直接爬上臥鋪倒頭睡去。山莊的大叔喊：「先不要睡，快來喝杯薑茶！」那是我人生的第一杯薑茶，一喝下去眼睛都亮了起來！胃部發麻全身發熱，快要凍傷的手指腳趾立馬恢復知覺如被針扎。薑茶的好，我第一次知道。

多年後學了中醫，才知道萬能的薑能入多種藥，從老薑、鮮薑、薑黃到乾薑、砲薑、高良薑，不同的炮製法就能變出各種療效。更常聽人說「冬吃蘿蔔夏吃薑，不用醫生開藥方」。薑是窮人的人蔘，連孔子也是提倡每餐都要有薑作伴，更說「不撤薑食，不多食」。可見這個跨世紀的薑是有多受歡迎。

但是這十幾年來，我們從相信「西藥是唯一」的二十世紀，進入了迷戀自然醫學的二十一寶瓶世紀。雖說越來越多人反思化學藥物的危害，投向自然療法的懷抱，但是自然療法真的就這麼萬無一失嗎？尤其是飲食療法，因為容易取得，更容易造成偏頗的錯誤。

沒有一種自然療法或飲食療法是「絕對」或「唯一」。以下這些說法都是講中文的我們耳熟能詳的是吧？

「喝薑湯調體質治百病」——薑是可以治很多病，但人不能只靠薑湯治病！

「吃肉造成酸性體質」——吃素的體質並不會比較不酸好嗎！

「黃豆有植物性荷爾蒙，多喝豆漿可以預防更年期」——也不能超量灌豆漿吧？！

「癌症病患要用生機飲食法徹底改變癌症體質」——生機飲食多食生冷，老人體虛受不了！

身為醫師的我，最頭痛被問到無數奇奇怪怪的網路偏方：「網路上說『這個』對消滅子宮肌瘤很有效，我可不可以吃『這個』？」「醫生，我朋友說吃『這個』會把癌細胞餓死，是不是啊？！」我雖然是名溫柔的女中醫，也願意多花時間耐著性子把「這個」的來龍去脈解釋清楚，但是每次聽完這些沒頭沒尾的網路偏方，真的會瞬間血壓升高，需要吃點什麼清心丸來壓壓驚。

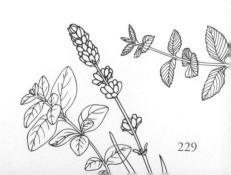

幾年前台灣曾經有一個案例，一名中年婦女害怕更年期的來到，因此拼命補充豆漿，因為她聽說豆漿充滿「純天然」植物性荷爾蒙，所以她每天喝三千到五千西西的豆漿。結果不到一年，被診斷出子宮肌瘤異常增生，還有痛風和尿酸等問題。去年同事提到一位年長的病人，因為聽說「熱敷對身體好」，已經癌症末期的他天天用電毯進行熱敷，整天有事沒事都躺在電毯上，每天都要出好幾場大汗，終於一週後因為出汗過多脫水昏迷進入急診室。上個月有一位四十出頭的男性朋友，因為聽說「喝薑湯改變體質」對身體有益，因此滴水不沾只喝薑湯，冬天喝夏天也喝，每天都喝好幾升，喝到旁邊的朋友一見他張嘴都可以知道他火氣很大，更誇張的是，只要是寒涼的食物一律不碰，全家都得遵守，連孩子在學校喝了一杯牛奶都被喝斥。

應該不是只有我覺得眼球被揍了無數次吧！網路上各種養生文章、健康專欄，大家常常都是只看標題沒看內文就轉發分享了，更有許多病友喜歡丟我連結，叫我辨別「真的假的」。這些「數十億人都驚呆了」的網路文章，我讀了幾行就想笑，因為真的就是語不驚人死不休，剪剪貼貼沒一個把道理講完整的。任何飲食療法，作者都應該提供一個可供遵循的使用方法和用量限制，且讀者們也要長腦袋瓜子，不能照單全收無限上綱。我想也就是因為這些過度資訊，讓洛杉磯一位婦產科名醫乾脆在牆上貼上警告：「是我的病人就產後禁止吃薑！吃薑的人不准來看我。」話說不讓人吃一丁點的薑，這也真的是令人無語啊。

因為豆漿好，所以每天要喝三千西西以上的豆漿？妳傻嗎？水分攝取都

超標了！蛋白質豐富的豆
類也不能這麼吃，喝多了
更造成尿酸、結石、痛風
等症狀。

因為薑湯好，所以不分體
質、不分情況只喝薑湯？
體虛的人出汗過多會脫
水，體熱的人造成更多熱
象無法解套，薑湯是可以
治病沒錯，但不是每個人
都適合這麼做。

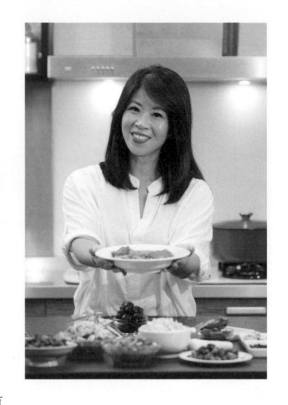

因為生機飲食好，所以癌
症病人、慢性病患都應該
改成生機飲食？我只能說
此時才改變飲食習慣已有
點遲，激烈的改變更容易造成腸胃不適，使病人身體承受更多的壓力。

任何食物都不能過量，也不能只吃某類食物，這是每個人都應該要有
的基本常識。蔬菜很好，但我們能只吃蔬菜過日子嗎？不吃澱粉？不
吃蛋白質？這樣會餓死。水很好，但我們能無上限的喝水嗎？超過五
公升的水是會導致水中毒而死翹翹的。同樣的道理，能治眼睛的枸杞、

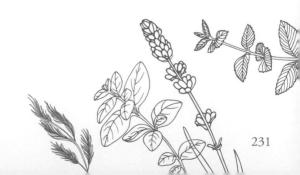

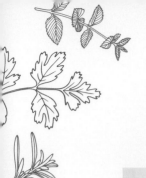

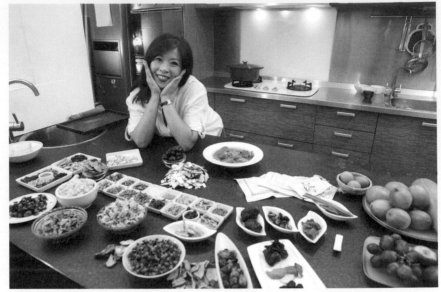

能治白髮的何首烏、能治便秘的鼠尾草籽等，都有每天建議用量，吃多絕對會中毒。

所以，親愛的讀者們，我在這本書裡的確說過，貧血及血虛的人可以喝四物湯，但並不代表妳每天都要煮四物湯，也不表示我建議妳只能喝大量的四物湯才有救。若自己虛了，感覺要病了、不對勁了，先不要急也不要慌，請稍加聆聽自己身體的聲音，請找值得信任的醫者給予建議後，再決定妳是要中醫治？還是用西藥醫？還是中西聯合治療？還是檢討一下自己的飲食是否有偏廢，再決定補充何種食物？現今的醫生瞭解人病都多有緣由，且起因糾結複雜，有時解鈴還需繫鈴人，治病還得人自省，

切勿抓到一根稻草一道偏方，就以為全身上下的問題就解決了。

冷風颼颼的冬天，身邊多了一些親友生病不適的消息，家中老者特別要注意保暖，心血管疾病的朋友們也不要凍著了。此時血液循環差的人，較易心情憂鬱，手腳冰冷的妳，是否知道低潮的情緒也會造成身體的不適？我們的身體包括形體、臟腑，到每個系統和細胞，都擁有無數複雜的密碼，隱藏了巨大的能量，好的壞的不斷上演，在身體和心理不斷地潛伏 - 呼救 - 安撫 - 重寫。在身體健康與生病之間，不是○與一的事，而是一個光譜，亞健康可以很快逆轉成無病，也可以隨時帶妳走進急診室。聰明的人防範於未然，一旦察覺一些不適，就能自省，是不是過勞了？是不是操心了？是不是偏食了？是不是放縱了？進而進行自我調整，也就能躲過此劫。大病小病都是如此！在無病、病輕和病重之間，妳仍有許多機會善待自己，但千萬不能病急亂投「網路醫生 Dr. Web」。自己的身體自己救，周遭的醫生和朋友、網路上的養生之道，可以是妳的貴人，也可能是妳的佞臣。

話說這樣毫無保留的寫作的我，好像並不會「讓幾百萬人都驚呆了」，可是「當我這樣做的時候」，我才對得起醫者的良心啊！每次看一位病人，總是有許多細節會引起我的注意，也希望對妳們提供一些簡單又根本的生活建議，可以讓妳們快快好起來。五分鐘看一個病人像是一種特技，期許這種特技快快在地球上絕跡，人類的醫療水準才有提升的希望。愛妳們唷！

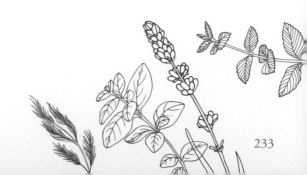

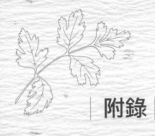

|附錄|

二十四種家庭常備藥材

來自大自然的中草藥，可以搭配出藥膳、香氛，也可以做成泡澡包，方方面面滿足家庭需求。我們精選了二十四種最常用的藥材，希望大家吃得健康、聞得好香、泡得美麗。

- **當歸**：有全當歸／當歸頭（養血）／當歸尾（活血）之分，可選全當歸，既養血又活血。

- **川芎**：有生川芎／炙川芎之分，可選炙川芎，比較柔軟有油脂，藥氣十足。

- **熟地黃**：熟地有裹蜜好香的，請勿選擇生地黃，功效完全不同喔！

- **白芍**：有赤芍／白芍之分，請選白芍。放嘴裡嚐嚐有嗆酸味，顏色越白越亮，表示薰了硫磺不要買！

- **茯苓**：有茯苓捲／茯苓粒／茯苓片之分，沒有差喔，只是切法不同啦！

- **甘草**：有生甘草／炙甘草（蜜炒過）之分，請選生甘草，可外用內用，用途較廣。

- **黨參**：人蔘、西洋蔘好貴喔！沒關係，黨參就是便宜的蔘！效果溫和很不賴。

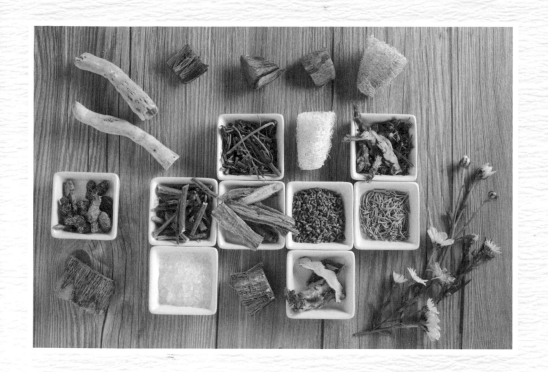

- **肉桂**：肉桂棒、肉桂粉都可以拿來內服外用，肉桂棒擺著看都漂亮，且味道濃郁暖身心。

- **黃耆**：也分生黃耆／炙黃耆，生黃耆用途較廣，蜜黃耆易遭螞蟻垂涎。

- **紅棗**：又稱大棗，歪國人都知道它叫做 Jujube。自己種可以用陽光烘乾法，買現成的記得買有機的，真的有差。

- **枸杞**：又稱枸杞子，老外也認識它叫做 Gojiberry。自種或買現成，自然農法或有機，選擇都挺多，薰過硫磺的枸杞連綠色的蒂部也變紅，放入水裡馬上釋出黃色，不要買。

- **薏仁**：薏仁去濕，美容排毒，多種功效超好用。如果怕太寒，下乾鍋翻炒一下，或者喝熱的，就可以減輕寒性。

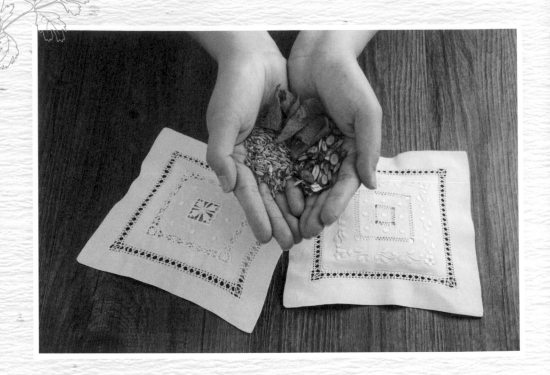

- **杜仲**：杜仲看起來就是黑黑的樹皮，它是超級好藥材！保養，抗老，護肝腎，顧筋骨。女生男生都好用。

- **山藥**：山藥也要小心有薰硫，整片都白肯定有問題，邊邊有些咖啡色像皮的才安心。不怕麻煩的人，新鮮山藥也好用！

- **蓮子**：蓮子心很苦，通常已經去除。這也是商人最愛薰硫的藥材之一，放到嘴裡有酸嗆味的不要買！

- **藿香**：香氣十足的表症用藥，可以治感冒，止吐止瀉。但拿來外用更好用，怡人的清香！

- **艾葉**：可以溫理，止嘔，減緩胃痛，調經。外用更是適合，可以薰，可以敷，可以灸。

- **迷迭香**：使你聰明的西方花草，提神醒腦，驅蚊蟲有功。加強記憶力，專注力，還可以滋潤秀髮。

- **薰衣草**：拉丁字為「沐浴」的花草，有著平穩心情，放鬆安眠的神效。它真是人見人愛，只是孕婦要小心。

- **玫瑰**：象徵「愛情」的玫瑰，安撫女性的情緒，給予溫柔的力量。它容易活血，孕婦要小心。

- **佩蘭**：除濕避穢的草藥，對於整腸健胃也是很強。它的香氛挺適合外用，可以去污除瘴！

- **蒼朮**：木質的香氣濃，理氣的好藥材。可以內服外用，便宜小兵立大功。

- **荊芥穗**：長得很像薰衣草的傢伙，但是香氣更 man 些，很適合拿來抵抗感冒鼻塞，治療皮膚疹。

- **薄荷**：家家戶戶都可以種植的盆栽，鮮薄荷可以泡茶，曬乾的薄荷可以入藥。好用的很！

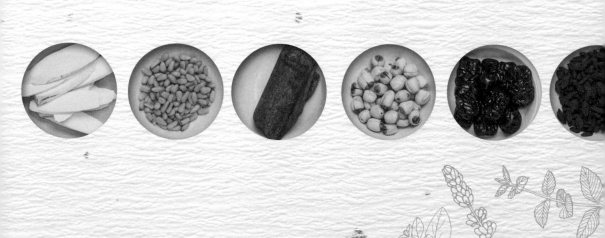

國家圖書館出版品預行編目 (CIP) 資料

女人專屬——最溫柔的節氣養生，藥膳、香氛、身體療癒
/ 杜丞蕓作 . -- 初版 . -- 新北市：小貓流文化，
2016.11
面；公分
ISBN 978-986-93336-1-0(平裝)
1. 中醫 2. 養生 3. 節氣
 413.21　　　　　　　105021516

女人專屬
最溫柔的節氣養生，藥膳、香氛、身體療癒
A Journey to Health and Beauty - Seasonal cooking, herbs, and healing for women

作　　　者　杜丞蕓

總 編 輯　瞿欣怡
責 任 編 輯　王祿容
美 術 設 計　Javick 工作室
攝　　　影　王永泰
插　　　畫　吳馥伶

社　　　長　郭重興
發 行 人
兼出版總監　曾大福

出 版 者　小貓流文化
發　　　行　遠足文化事業有限公司

地　　　址　231 新北市新店區民權路 108-4 號 8 樓
電　　　話　02-22181417
傳　　　真　02-22188057
客 服 專 線　0800-221-029
郵 政 劃 撥　帳號：19504465　　戶名：遠足文化事業有限公司

印　　　製　前進彩藝有限公司
法 律 顧 問　華洋法律事務所　蘇文生律師

共和國網站　www.bookrep.com.tw
小貓流網站　www.meoway.com.tw

I S B N　978-986-93336-1-0
定　　　價　399 元
初　　　版　2016／11／28
初 版 六 刷　2020／02／07

版權所有・侵犯必究　本書如有缺頁、破損、裝訂錯誤，請寄回更換。

特別聲明：有關本書中的言論內容，不代表本公司 / 出版集團之立場與意見，文責由作者自行承擔。